Dr. Caroline Böttiger · Das Hungertier in Dir

Dr. Caroline Böttiger

Das Hungertier in Dir

Warum wir mehr essen, als wir brauchen

ENNSTHALER VERLAG STEYR

Erklärung

Die in diesem Buch angeführten Vorstellungen, Vorschläge und Therapiemethoden sind nicht als Ersatz für eine professionelle medizinische oder therapeutische Behandlung gedacht. Jede Anwendung der in diesem Buch angeführten Ratschläge geschieht nach alleinigem Gutdünken des Lesers. Autoren, Verlag, Berater, Vertreiber, Händler und alle anderen Personen, die mit diesem Buch in Zusammenhang stehen, können weder Haftung noch Verantwortung für eventuelle Folgen übernehmen, die direkt oder indirekt aus den in diesem Buch gegebenen Informationen resultieren oder resultieren sollten.

www.ennsthaler.at

ISBN 978-3-85068-990-8
Dr. Caroline Böttiger · Das Hungertier in Dir
Alle Rechte vorbehalten
Copyright © 2019 by Ennsthaler Verlag, Steyr
Ennsthaler Gesellschaft m.b.H. & Co KG, 4400 Steyr, Austria
Satz und Umschlaggestaltung: Thomas Traxl und Ennsthaler Verlag
Umschlagfoto: © Juliane Flöting
Druck und Bindung: Těšínská Tiskárna, Ceský Těšín

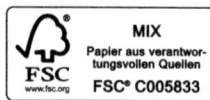

Ich danke meiner Familie und meinen Freunden für die Unterstützung, den Beistand und die vielen Diättests, die sie über sich ergehen lassen mussten.

Ich danke Peter Orban für die Einführung in die Seele des Menschen und für das Annehmen und Loslassen.

Meinem Vater danke ich für die Moral und das beständige Vertrauen, dass alles gut werden wird.

Inhalt

1. KAPITEL
Das Hungertier – eine Definition

Kennst du das auch: Du kommst von einem langen Arbeitstag nach Hause und das Erste, was du machst, ist der »Kontrollgang« in die Küche? Oder: Die Arbeitskolleginnen bringen diese kleinen süßen Verführungen mit, die sie nicht bei sich zu Hause stehen haben wollen, und drapieren sie so einladend in der Büroküche, dass du sie unmöglich ignorieren kannst? Meistens bekommt man diesen Entscheidungsmoment ja noch nicht mal mit. Plötzlich ist das erste Stück Schokolade im Mund, das zweite schon auf dem Weg und nach dem fünften Stück sagt man sich für die nächsten fünf Stück: »Nur dieses eine noch ...«.

Das ist wie ein Rausch. Und wenn der Rausch vorbei ist, dann kommt das schlechte Gefühl. Dann folgen die Reue und anschließend die guten Vorsätze: »Ab morgen esse ich weniger.« Nur, dass dieser Satz immer erst für den nächsten Tag gilt – jeden Tag aufs Neue. Wenn morgen dann nämlich heute ist, sieht die Welt wieder ganz anders aus. Die Motivation von gestern ist plötzlich weg. Die nächste Heißhungerattacke kommt, ebenso die nächsten Rechtfertigungsgedanken.

Warum ist Maß halten nur so schwer? Warum!? Manchmal fühlt es sich so an, als ob da ein Wesen in einem steckt, was kurzerhand die Kontrolle übernimmt und uns fremdsteuert. Unser Kopf kann nicht mehr klar denken und wir erleben uns wie eine Marionette, die auf der Suche nach etwas zu essen ist.

Warum ist das so? Vor allem, wenn die Energie in den Fettspeichern an der Hüfte ohnehin für einen ganzen Monat reichen würde? Was veranlasst uns, mehr zu essen, als wir brauchen? Was ist das für ein »Wesen«, das noch kein Mensch gesehen hat, aber jeder von uns kennt?

Sehr geehrte Damen und Herren, darf ich vorstellen: das Hungertier! Es ist clever und manipulativ, gierig und schnell. Und es beherrscht diesen Zaubertrick, jegliche Kontrollinstanzen in dir zu überwinden, dich zu verführen und dich dann plötzlich, klammheimlich mit dem angerichteten Schlamassel zurückzulassen. So ist es, das Hungertier. Es ist der Grund, warum du mehr isst, als du brauchst. Warum du manchmal wie ferngesteuert zum Kühlschrank läufst, wahllos Essen in dich hineinschaufelst und nicht aufhören kannst, obwohl physisch eigentlich nichts mehr reinpasst.

Jeder hat sein ganz individuelles Hungertier. Es gibt allerdings drei grobe Hauptgattungen: Das erste liebt Süßes, das zweite bevorzugt Fettiges und das dritte hat ein Faible für Salziges. Oh, und manche mögen einfach alles.

Und da draußen lauern so viele Verführungen! An jeder Ecke könnte dein Hungertier zuschlagen, beim Bäcker, am Kiosk, in der Büroküche. Die heutige Welt ist ein großes Schlemmerland. Kaum sieht das Hungertier etwas Leckeres, fängt es an zu quengeln. Wie diese kleinen Kinder an der Kasse, wo die Schokoriegel-Hersteller die Gunst der langen Wartezeit der Eltern hemmungslos ausnutzen. Die dramatischsten Szenen spielen sich da ab: Kinder, die jammernd und heulend am Rockzipfel der Mutter hängen, sich schreiend auf den Boden stürzen wie Fußballspieler bei einem Foul oder – und das scheint mir persönlich tatsächlich der effizienteste Weg zu sein, etwas rauszupressen – so hoch kreischen wie möglich. So in etwa kann man sich das eigene Hungertier vorstellen, sobald es etwas Interessantes sieht. Die Eltern versuchen dabei sowohl ihr gesellschaftliches Ansehen, ihre Würde als auch die Liebe ihres Kindes nicht komplett zu verlieren. Ein fast unmöglicher Spagat. Nach einer gefühlten Ewigkeit haben sie dann, schweißüberströmt, einen scheinbar sinnvollen Kompromiss ausgehandelt, wie:»Okay, Paul, den einen Schokoriegel.

Aber nur den einen! Und auch erst nach dem Mittagessen!« – Doch wenn die Unterlippe von Paul daraufhin gefährlich anfängt zu zittern, folgt sogleich das erste Zugeständnis: »Okay, den halben, wenn wir bei der Kasse durch sind und bezahlt haben.« Natürlich wird Paul den ganzen Schokoriegel essen, und zwar sofort, was sonst.

Dieser Kampf zwischen »haben wollen« und »warten können«, zwischen Gier und Disziplin, begleitet uns jeden Tag, ein Leben lang. Es ist der tägliche Kampf mit dem Hungertier.

Es gibt viele Faktoren, die das Hungertier aktivieren. Beispielsweise die viele Werbung, die uns superschlanke Models zeigt, die Müsliriegel oder Gummibärchen essen, aber nicht zunehmen. Oder die enorme Dichte an Kiosken, Supermärkten etc., wo du Snacks an jeder Straßenecke kaufen könntest. Dein Hungertier ist permanent auf der Lauer und wird durch diese Reizüberflutung immer wieder aktiviert. Du merkst manchmal kaum noch, wie es dich in die nächste Bäckerei »zieht« und einen Donut für dich kauft. Bloß bezahlen darfst du selbst.

Natürlich bist du auch durch deine Erziehung geprägt, die dir nicht nur Werte und gesunde Gewohnheiten, sondern durchaus auch eine emotionale Verbindung zum Essen sowie manche ungesunde Gewohnheit vermittelt hat. Sei es das Trostpflaster in Form eines Gummibärchens, als du dir als Kind wehgetan hast, oder dass du den Teller aufessen solltest, weil es woanders Kinder gab, die hungerten.

Auch die Nahrungsmittel selbst bestimmen, wie viel du isst. Einige sind speziell so designt, dass sie dein Hungertier ganz besonders gierig machen. Es gibt beispielsweise eine ganz bestimmte Zucker-Fett-Kohlenhydrate-Salz-Kombination, die so perfekt ist, dass dein Hungertier einfach nicht Nein sagen kann. Bei dieser bestimmten Kombination, die Food-Designer immer mehr optimieren, wird das Hungergefühl zusätzlich durch ein Lustgefühl im Gehirn gesteigert. Pizza gehört zu einem dieser optimal zusammengesetzten Kombinationen. Dabei werden opioide Rezeptoren aktiviert, die eine suchtmachende Wirkung haben. Aber dazu später mehr.

Was dein Essverhalten jedoch fast am meisten beeinflusst, sind deine kleinen Mitbewohner, die Darmbakterien oder das Mikrobiom. Es besteht aus einer Ansammlung von Mikroorganismen, die in ungeheurer Vielzahl deinen Körper besiedeln und deren fein orchestrierte Zusammensetzung einen starken Einfluss auf deine Gesundheit und Ausgeglichenheit hat. Einige Darmbakterien können dein Hungertier aus dem Käfig lassen, andere wieder einfangen. Du kannst dir stressresistente Darmbakterien heranziehen, aber auch schnell erregbare.

Auch wenn dich dein Hungertier nervt und du es am liebsten auf den Mond schießen würdest, so ist es doch überlebenswichtig für Dich. Deswegen schauen wir uns dein Hungertier und alles, was es aktiviert und beruhigt, gleich mal etwas genauer an – damit du besser verstehst, wie du mit ihm umgehen kannst.

Vom Wissen zur Praxis

Wissen ist natürlich super und dein Kopf ist happy, wenn er etwas gut versteht. Aber Wissen allein reicht nicht, du musst dein Wissen auch anwenden. Es hilft nichts, alles über Ernährung zu erfahren, es dann aber nicht umzusetzen. Und es hilft genauso wenig zu wissen, dass ein Hungertier in dir wohnt, du aber keine Ahnung davon hast, wie du im Alltag praktisch mit ihm verfahren sollst.

In diesem Buch findest du immer wieder Tipps und praktische Vorschläge, die du ausprobieren kannst und die dir helfen, dein Hungertier besser kennenzulernen. Wenn du es noch genauer wissen willst, dann gibt es dazu auch Info-Boxen mit tiefergehenden Studien und Fakten.

Um dein Hungertier zu erforschen, musst du es aber erst mal ein wenig beobachten – ohne es zu unterdrücken. Lass es eine Zeit lang aus dem Käfig, lass ihm freien Lauf. Aber keine Angst!

Wenn du ein paar Regeln beachtest, wird es dir nicht gleich die Haare vom Kopf fressen.

Das Ziel ist nicht, dass du weiterhin von deinem Hungertier überrumpelt wirst, sondern Schritt für Schritt lernst, richtig mit ihm umzugehen. Wenn du es regelmäßig spazieren führst und nicht permanent unterdrückst oder in einen Käfig einsperrst, wird es gar nicht mehr das Bedürfnis haben, auszubrechen.

✪ Das Wichtigste nochmals in Kürze

In diesem Kapitel hast du dein Hungertier etwas kennengelernt. Es merkt, wenn du Stress hast, und will dir helfen, indem es dir Energie in Form von Essen besorgt. Was dein Hungertier am meisten antreibt: Stress, Werbung rund ums Essen (Fernsehen, hohe Dichte an Geschäften etc.) und bestimmte Nahrungsmittel, wie Süßes oder Fettiges. Diese haben ganz besondere Eigenschaften, die eine suchtmachende Wirkung hervorrufen können. Auch deine Darmbakterien können das Hungertier in dir aktivieren. Sie passen sich dem an, was du täglich isst, und verlangen danach.

2. KAPITEL
Das gestresste Hungertier

Wir Menschen tun alles dafür, Unsicherheiten immer besser zu kontrollieren und unser Leben so sicher wie möglich zu machen. Und wir sind erfolgreich damit, denn wir leben in einer Welt, die (zumindest im deutschsprachigen Raum) so sicher ist wie niemals zuvor. Das hört sich natürlich erst einmal gut an. Sicherheit kann ja nur von Vorteil sein. In Zeiten von Sicherheit haben wir Mut, Neues auszuprobieren und uns weiterzuentwickeln.

Sicherheit kann aber auch einen Nachteil haben: Wenn du dich an zu viel Sicherheit gewöhnst, wird es immer schwieriger, mit Herausforderungen klarzukommen. Du wirst sie immer schneller als Stress erleben. Wir Menschen brauchen einfach ein gewisses Level an Herausforderungen in unserem Alltag, um uns zu trainieren und weiterzubringen. Eigentlich kann man sagen, dass beide Extreme Stress erzeugen: zu viel Herausforderungen und zu wenig. Wenn du beispielsweise lange im Dunkeln warst, dann ist normales Tageslicht plötzlich zu grell. Oder wenn du einen Monat in einem Schweigekloster verbracht hast, sind die Alltagsgeräusche auf einmal zu laut. Wir haben die Fähigkeit, uns an so ziemlich jeden Zustand zu gewöhnen, auch wenn er uns nicht guttut.

Eine kleine chinesische Geschichte besagt:

Willst du Frösche kochen, dann gib sie nicht in heißes Wasser, dort springen sie sofort heraus. Tu sie in kaltes Wasser und erwärme es langsam, bis es kocht, denn dann bekommen sie den Zeitpunkt nicht mit, wenn es zu spät zum Springen ist.

Mit Alltagsstress ist es ähnlich. Du gewöhnst dich daran und irgendwann hat der Stress dich weich gekocht. Der alltägliche

Stress ist sowieso trickreich. Er ist schleichend, und ehe du dichs versiehst, hast du dich schon irgendwie darin eingerichtet und ihn akzeptiert. Vielleicht beschwerst du dich immer wieder mal bei einer Freundin oder deinem Partner, aber irgendwie ist es halt, wie es ist. Selbst wenn du denkst, damit schon klarzukommen, ist und bleibt es Stress.

Stress verbraucht konstant Energie. Doch woher kommt die Energie? Du ahnst es schon: durchs Essen – unter anderem, es gibt natürlich noch andere Stresskompensationsmittel. Aber Essen ist eine wunderbare Stresskompensation, sie funktioniert super. Du kannst essen, um dich zu beruhigen, um dich abzulenken, um dich zu spüren, um die Kontrolle wiederherzustellen usw. Und weil das so gut funktioniert, wird das Essen zu einem verlässlichen, ständigen Begleiter.

Immer wenn sich irgendetwas stressig anfühlt – zack, folgt die Belohnung. Kaum entsteht eine innere Leere – zack, kommt der Schokoriegel. Es klappt sicher und zuverlässig und du brauchst die unangenehmen Gefühle gar nicht mehr auszuhalten.

Nicht nur Stress halten wir heute weniger aus, sondern auch das Hungergefühl selbst. Wir haben nicht gelernt, es zu ertragen, weil wir uns daran gewöhnt haben, dass immer etwas zu essen in der Nähe ist. Mit der Zeit werden wir wie der Frosch im Wasser: es ist zwar schon ganz schön warm, aber man sieht die Ursache nicht. Und dann denken wir wieder: »Ach, das passt schon« oder »Nur dieses eine Mal noch«.

Die Ernährungsroutinen verändern sich, Portionsgrößen nehmen zu, wir snacken immer öfter zwischendurch, bewegen uns immer weniger – und nach und nach erhöht sich die Temperatur im Topf ... Was hat Essen an sich, dass wir diese Temperaturveränderung akzeptieren?

Das Gehirn verfügt über einen Belohnungsknopf, der durch Essen gedrückt werden kann und dann zu diesem schönen, wonnigen Gefühl führt. Das Problem ist nur: Je öfter er gedrückt wird, desto schwächer wird der Effekt der Belohnung. Daraus kann ein regelrechter Suchtkreislauf werden und du brauchst immer mehr. Esssucht entsteht genau auf diesem Weg. Auch die Momente, in denen wir Unruhe und Stress wahrnehmen, entstehen schneller.

Musste früher noch der Säbelzahntiger kommen, damit wir Menschen Stress empfanden, reichen heute schon der Chef oder der Partner. Wenn du am Anfang deines Jobs die nervige Kollegin noch einigermaßen ertragen konntest, genügt inzwischen allein schon die Erwähnung ihres Namens, und du bist sauer. »Lebensgefährlicher« Stress nimmt ab, psychosozialer Stress dagegen immer mehr zu.

Achim Peters, Neurobiologe und Adipositas-Spezialist, beschreibt die Veränderungen durch chronischen Stress mit dem Bild eines Thermostats einer Heizung, der exakt auf 20 °C eingestellt ist. Die Heizungsanlage (= Stresssystem) ist sehr sensibel reguliert und reagiert auf die kleinsten Veränderungen. Plötzlich passiert etwas Unvorhergesehenes: Jemand reißt das Fenster auf und die Temperatur kühlt, für den Hausbewohner zunächst nicht merkbar, auf 19,8 °C herunter. Der Thermostat misst den Rückgang sofort und die Heizung springt an, um die Temperaturdifferenz auszugleichen. Die Heizung arbeitet nun so lange auf Hochtouren, bis jemand das Fenster schließt.

Übertragen auf das menschliche System heißt das, dass du auf psychosozialen Stress (= offenes Fenster) mit Energieverbrauch (= Heizung fährt hoch) reagierst. Du schaffst es nicht, mit der etwas kühleren Temperatur zurechtzukommen.

Findest du nun das offene Fenster nicht oder weißt nicht, wie es zu schließen ist (= stressvolle Herausforderung meistern), dann ist dein Gehirn permanent in einem aktivierten Zustand. Dein System verliert Energie und braucht Nachschub. Insbesondere psychosozialer Stress kann innerhalb weniger Minuten zu einer Energiekrise im Gehirn führen. Wenn das Fenster nicht geschlossen wird, musst du dir stattdessen ein dickes Fell zulegen oder mehr Feuerholz verheizen.

Paradoxerweise entsteht mit der Erfahrung des dicken Fells häufig auch ein Gefühl der Erleichterung. Nach dem Motto: »Puh, ich muss mich nicht direkt mit der nervigen Kollegin auseinandersetzen« oder »Ich muss den Kern der Streitereien mit meinem Partner nicht verstehen« oder »Ich muss mich nicht mit mir und meinem Selbstwert auseinandersetzen«. Wenn du merkst, dass du dir auch auf andere Weise ein tröstendes Gefühl verschaffen kannst, ist es meist sehr verlockend, den Stressor zu ignorieren. Mit dem dicken Fell kann man es sich ja auch warm machen. Und die paar extra Holzscheite sind doch kein Problem. Dieses Verhalten nennt sich dann übrigens »Vermeidung«, und Essen ist ein perfekter Begleiter in dieser Vermeidungsspirale.

Das Belohnungssystem und die Vermeidungsspirale kosten sehr viel Energie. Energie, die man anfangs meistens nicht als besonders aufwendig empfindet. Erst mit der Zeit schlagen diese Extraausgaben zu Buche. Und wer muss sich um die Extraausgaben kümmern? Das Hungertier!

Dein Hungertier reagiert auf Stress und will dir dabei helfen, ein dickes Fell zu bekommen, indem es dich zum nächsten Kiosk führt, dir eine Tüte Gummibärchen besorgt oder dir sagt, dass du den Teller lieber aufessen solltest, auch wenn du schon voll bist – man weiß ja nie … Das Hungertier will dich beruhigen und dir Energie geben. Ist doch eigentlich sehr nett von ihm. Oder magst du seine Art der Problemlösung etwa nicht?

Eine kleine persönliche Anekdote dazu: Als ich klein war, hatte ich eine Katze, die manchmal bei mir im Zimmer übernachten durfte. An Abenden, wo ich sie ganz besonders ausgiebig gestreichelt hatte, brachte sie mir nachts manchmal ein Geschenk – als Belohnung für meine Mühe: eine Maus. Vorzugsweise noch lebendig, damit ich auch noch mit ihr spielen konnte. Ich glaube, meine Katze hat überhaupt nicht verstanden, warum ich mich gar nicht gefreut habe, nachts um vier eine Maus zum Spielen geschenkt zu bekommen.

So ähnlich wie meine Katze wird sich dein Hungertier auch fühlen. Es nimmt deinen Stress wahr und wie du den Stress immer wieder vermeidest. Es will dich von diesem schlechten Gefühl befreien, damit du dich wieder besser fühlst. Und es hat die ideale Lösung für dieses Problem! Und zwar nicht nur eine Lösung, sondern jede Menge: Schokolade, Kuchen, Gummibärchen, oder doch lieber Chips? Immerhin besser als eine Maus! – Es will dir helfen und wundert sich, warum du dich so gegen seine Geschenke sträubst und Dich, nachdem du sie angenommen hast, sogar noch dafür schämst. Doch zu diesem Zeitpunkt ist dein Hungertier meist schon längst wieder am Schlafen, denn seine Aufgabe ist erfüllt: Es hat dir beim Problemlösen geholfen, dich warm gehalten und – wenn auch nur für die kurze Zeit des Essanfalls – auch noch glücklich gemacht.

Es gab Zeiten in der Menschheitsgeschichte, als wir noch alles selbst angebaut und geerntet haben. Fast jeder wusste, wie man ein Tier tötete und ausnahm oder wann die beste Anbauzeit für Getreide oder Salat war. Das Anbauen und Ernten in den »eigenen Händen« zu haben, gibt ein Gefühl von Selbstwirksamkeit, und das ist etwas, was dem Hungertier gefällt. Das Hungertier ist ein sehr archaisches Wesen, das in kurzen Zeiträumen denkt und gerne die Kontrolle hat.

Diese unmittelbare Nähe zur Nahrungsbeschaffung gab den Menschen damals ein stärkeres Gefühl für die Bedeutung von Essen als heute, wo wir zum »Ernten« in den Supermarkt gehen. Ernährung hat an Bedeutung verloren, weil sie nicht mehr wie früher den Tagesrhythmus bestimmt. Das Hungertier lebt aber noch in diesem Rhythmus.

Für das Hungertier dreht sich alles nur um Ernährung und Fortpflanzung. So verteilt es für jede Tätigkeit, die du machst, kalorische Investitionspunkte. Körperliche, mentale oder emotionale Aktivitäten machen dabei keinen großen Unterschied. Der Stresspegel entscheidet über die Höhe der kalorischen Investition. Das anstehende Gespräch mit dem Chef hat dann möglicherweise einen ähnlich hohen Stresslevel wie die Flucht vor dem Säbelzahntiger. Der Unterschied: beim Weglaufen werden die Kalorien verbrannt, beim anstehenden Gespräch mit dem Chef nicht. Außer du gehörst zu dem Typus Mensch, der stundenlang im Fitnessstudio schwitzt, um die innere Unruhe besser zu verarbeiten, die allein beim Gedanken an das Gespräch aufkommt. Nach dem Fitnessstudio hat man dann natürlich Hunger, aber das ist ja auch kein Problem, denn durch die Bewegung wurde Energie verbrannt, die durch Essen wieder zugeführt werden kann.

Falls du nicht zu diesem Typus Mensch gehörst, sondern den Stress eher bewegungslos aushältst, während du aber innerlich rotierst, dann ist die Wahrscheinlichkeit sehr groß, dass du demnächst die größere oder kleinere Heißhungerattacke bekommst. Das fühlt sich jedoch nicht wie Hunger an, sondern wie ein übermäßiges Verlangen und kann sich bis zu einer roboterähnlichen Fressattacke weiterentwickeln.

Was auch immer du von deinem Hungertier hältst, es tut alles dafür, damit es dir gut geht und du glücklich bist. Es will dich optimal versorgt wissen und orientiert sich bei der Berechnung deines Energiebedarfs am Stresslevel, der in dir vorherrscht.

Du darfst dein Hungertier aber nicht für dein Verhalten verantwortlich machen! Dein Hungertier bietet dir so lange seine »beste Lösung« für Stress an, bis es von dir eine bessere bekommt. Es will von dir erzogen werden, und Erziehung heißt: Du erkennst seine Intention und zeigst ihm Alternativen für Essen. Wie? Indem du lernst, besser, anders mit Stress umzugehen.

Die kurze Geschichte des Hungertiers

Vor 70 Millionen Jahren waren die Menschen noch pflanzenfressende Primaten. Dann setzte vor etwa 20 Millionen Jahren eine zwölf Millionen Jahre anhaltende Dürreperiode ein, und es reichte nicht mehr, einfach nur von Pflanzen zu leben. Der Frühmensch musste die vegetarische, von Früchten dominierte Ernährung erweitern und zusätzlich Fleisch essen. Durch den aufrechten Gang konnte er seine Arme für den Umgang mit Werkzeugen und Waffen für die Jagd nutzen. Dementsprechend bestand die Ernährung vor allem aus Eiweiß, mittelmäßig viel Fett und weniger Kohlenhydraten. So entwickelte sich der Mensch vor etwa zwei Millionen Jahren vom Affen zum Menschen. Diese Entwicklung vollzog sich wohl in einem Zeitraum von Hunderttausenden von Jahren.

Erst seit 70.000 Jahren existiert der moderne Mensch, wie wir ihn kennen. Dies war die Phase des Jägers und Sammlers, der sich primär von Fleisch, Wurzeln, Beeren und Gemüse ernährte. Der Ackerbau, auch die neolithische Revolution genannt, begann überhaupt erst vor 10.000 Jahren in der Gegend des heutigen Irak, vor 7000 Jahren in China und etwas später in Südamerika. Die Europäer waren da regelrechte Spätzünder. Hier entstand die Landwirtschaft erst vor rund 4000 Jahren.

Alle Nahrungsmittel, die aus dem Ackerbau stammen, wie Getreide, Reis und Kartoffeln, sind also noch relativ jung. Sie bestehen in erster Linie aus Stärke (langkettiger Zucker) und anderen Kohlenhydraten. Eiweiß und Fett wurden damit wieder deutlich weniger verzehrt. Die Aufnahme von Stärke ist, seitdem der Nahrungsbedarf weitgehend durch Ackerbau gedeckt wird, immer mehr angestiegen, sodass sich der Mensch genetisch bereits ganz gut darauf einstellen konnte.

Unser Darm hat sich über diesen gesamten Zeitraum angepasst und mitentwickelt. Er kann fast alles verdauen, was es so gibt: Fleisch, Proteine und Kohlenhydrate. Auch die Darmbakterien haben sich mitentwickelt. Je nachdem, was wir gegessen haben, haben sich neue Darmbakterien angesiedelt. Mit ihrer Hilfe sind wir zu Allesessern geworden, wo wir uns in guter Gesellschaft mit den Ratten und Schweinen befinden.

Was sich durch den Ackerbau noch veränderte, war die Vielfalt der Nahrung. Die Jäger und Sammler nahmen über das Jahr verteilt etwa 500 verschiedene Pflanzen, Kräuter und Wurzeln zu sich. Diese Vielfalt reduzierte sich auf heute vielleicht 20 bis 30 Nutzpflanzen. Der Anthropologe Mark Nathan Cohen vertritt die Theorie, dass die neue Art der Landwirtschaft zwar Überschüsse lieferte und somit eine gewisse Sicherheit für die Nahrungsmittelverfügbarkeit darstellte, aber die Vielfalt der gesammelten Pflanzen auf wenige leicht kultivierbare Pflanzen geschrumpft ist. Diesen Qualitätsverlust ging man gewissermaßen zur Sicherung der Quantität ein.[1]

John Yudkin, Physiologe und Ernährungswissenschaftler, ging sogar so weit zu sagen, es sei wahrscheinlich, dass Vitaminmangelzustände erst Einzug gehalten haben, nachdem wir zu Lebensmittelproduzenten geworden waren.[2]

Die Variabilität beim Essen ist übrigens etwas, was sich die Japaner neben einigen anderen Maßnahmen zunutze gemacht haben. Seitdem zählen sie zu den schlanksten Menschen nach westlichem Standard. Doch das war nicht immer so. Vor einigen Jahren stiegen die BMI-Werte (Body-Mass-Index) der Japaner auf bedenkliche Höhen an. Der Staat war so alarmiert, dass er eine riesige Gesundheitskampagne startete und dadurch das Gesundheitsbewusstsein der Bürger wachrüttelte. Mit Erfolg, denn der BMI sank.

Was wurde bei der japanischen Gesundheitskampagne vermittelt? Das Wichtigste: Jede Mahlzeit sollte frisch zubereitet werden und eine hohe Variabilität von Nahrungsmitteln bieten. Tatsächlich bestehen japanische Mahlzeiten in der Regel aus etwa 30 Zutaten. So viele Zutaten schaffen wir Europäer meist nicht einmal an einem Tag. Der Punkt ist: Je komplexer die

Geschmackskombination, desto mehr kommt das Belohnungssystem im Gehirn auf seine Kosten – und das gefällt auch deinem Hungertier ganz besonders gut. Dann braucht es deutlich weniger zu essen.

In Japan wurden auch Kochkurse und zahlreiche geförderte Bewegungsprogramme in Firmen initiiert. Ernährung und Bewegung sind innerhalb kürzester Zeit ein integraler Bestandteil der Arbeit und Lebenskultur geworden. Diese Gesundheitskultur hat auch einen Einfluss auf die Lebenserwartung. In Japan erreichen Frauen mit über 86 Jahren das höchste Durchschnittsalter weltweit.

 GEHEIMNISSE JAPANISCHER ERNÄHRUNG

- **Fettarme Ernährung:** Reis ist das Hauptnahrungsmittel, danach kommt Fisch und alles, was noch im Meer lebt. Japaner meiden fettige Speisen.
- **Qualität statt Quantität:** Die Japaner geben gerne etwas mehr aus, wenn die Qualität entsprechend gut ist. Die teuren Produkte werden nicht täglich gegessen, sondern sind dann etwas Besonderes. Die Deutschen geben im europäischen Vergleich übrigens am wenigsten Geld für Nahrungsmittel und Essen aus.
- **Die Japaner essen kaum Zucker.** Auch Süßspeisen enthalten sehr wenig Zucker, sie sind generell nicht besonders süß.
- **Tee:** In Japan gibt es eine ausgesprochene Teekultur. Vor allem der grüne Tee ist bekannt für seine zahlreichen gesundheitsfördernden Eigenschaften.
- **Hohe Variabilität von Nahrungsmitteln.** Japaner bringen bis zu 100 verschiedene Nahrungsmittel pro Tag auf den Tisch (die Europäer nur etwa 30). Dazu zählen auch verschiedene Gewürze, vor allem aber Gemüse.
- **Japaner essen ein herzhaftes Frühstück** aus Suppe, Fisch, Gemüse und Seetang. Das europäische Äquivalent könnte Rührei mit Gemüse sein, und wer mag, Tofu.

- **Viele kleine Portionen:** Die Japaner richten ihre Speisen in vielen kleinen Schüsselchen auf dem Tisch an. Davon kann man kleine Häppchen in die eigene Schüssel geben.
- **Die Essgeschwindigkeit** verändert sich durch die Verwendung von Stäbchen. Es gibt kein Hinunterschlingen. Und durch die große Auswahl essen die Japaner bewusster, sie spüren mehr nach, was sie auswählen. Das verlangsamt die Essgeschwindigkeit ebenfalls nochmals.
- **Die Japaner schwören auf Algen,** sie kommen täglich in mindestens einem Gericht vor. Algen enthalten viele Mineralien und vor allem Chlorophyll – das »grüne Blut«, das sehr reinigend im Körper wirkt.
- **Fleisch und Fisch werden fettfrei zubereitet** durch Grillen. Fisch und Gemüse werden über Wasserdampf gegart oder in Brühe gekocht, was ebenfalls eine fettarme Zubereitung ermöglicht.

In Europa und anderen westlichen Ländern geht die aktuelle Entwicklung der Ernährung in eine ganz andere Richtung als in Japan. Mit Einsetzen der Industrialisierung vor ein- bis zweihundert Jahren wurde unsere Ernährung revolutioniert. Seither werden industriell veränderte Nahrungsmittel erzeugt, einzelne Bestandteile werden isoliert. Getreide wird zu weißem Mehl und Zuckerrohr/Zuckerrübe zu raffiniertem Zucker. Solche Nahrungsmittel werden im Verarbeitungsprozess auf ihre vermeintlich wesentlichen Bestandteile reduziert, mit dem positiven Effekt, länger haltbar zu sein. Hingegen mit dem nachteiligen Effekt, dass fast alle anderen Inhaltsstoffe entfernt werden.

Wir reduzieren also nicht nur die Menge an Nahrungsmitteln, sondern auch die einzelnen Nahrungsmittel auf ein paar wenige Kernbausteine. Während der Rohzucker noch so viel Faser- und Pflanzenstoffe enthält, dass man sich daran kaum überessen kann, trägt die isolierte Form des Kristallzuckers die komplette kalorische Last ohne die Füll- und Faserstoffe.

Die negativen Konsequenzen, die die Einführung all dieser neuen Lebensmittel auf uns hat, sind inzwischen offensichtlich. Die Menschen platzen sozusagen aus allen Nähten. Wenn du also viel industriell verarbeitete Lebensmittel isst, dann isst du mehr, als du brauchst, weil dein Geschmackserlebnis immer einseitiger wird. Im Gegenzug braucht dein Belohnungssystem immer mehr, um stimuliert zu werden.

Ein weiteres Problem: Wird dein Hungertier nicht trainiert, wird es ungeduldig. Sobald es aktiviert wird, sucht es sich das schnellste und effektivste Mittel, das es auftreiben kann: schnell verfügbare Glukose, wie sie in Süßigkeiten, Pasta oder Chips vorkommt. Damit vertreibt es zwar die erste Panik, aber wirklich froh macht das nicht. Tiefe Zufriedenheit entsteht nur durch Abwechslung und Variabilität, durch Genuss und Sinnlichkeit.

Nicht nur dein Hungertier spielt seit der westlichen Ernährungsrevolution verrückt und organisiert dir ein Fettpölsterchen nach dem anderen. Auch dein restlicher Körper reagiert nicht unbedingt erfreut auf das ganze einseitige Essen.

Weston A. Price beschrieb bereits 1939 in seinem Buch »Nutrition and Physical Degeneration« (Benediction Classics, Oxford 2010, S. 276 ff.), dass moderne Nahrung zu einer schlechten Zahnstellung und Karies führen könne. Dies veranschaulichte er mit zahlreichen Bildern von indigenen Völkern, die keine industriellen Nahrungsmittel, wie Zucker, zu sich nahmen. Obwohl diese Völker auch keine Zahnbürsten oder Zahnpasta, geschweige denn einen Zahnarzt kannten, wiesen sie gerade, wohlgeformte Zahnreihen auf. Bei jenen, die in der Nähe der westlichen Zivilisation lebten und bereits einige industrielle Nahrungsmittel konsumierten, waren im Vergleich deutliche Veränderungen sichtbar. Sobald sie Zugang zu Zucker und weißem Mehl hatten, traten deutlich häufiger starke Zahnfehlstellungen sowie von Karies befallene, verfaulte Zähne auf.

Die Auswirkungen der aktuellsten Ernährungsveränderungen durch chemisch komplett neue Stoffe sind noch nicht absehbar.

Die Industrie ist bestrebt, so kostengünstig und effizient wie möglich zu agieren, Mensch und Umwelt haben wohl das Nachsehen. Die Gesundheitsstatistiken sprechen für sich. Die Gesundheitssysteme drohen unter der Belastung durch den immer höheren Anstieg von kranken und übergewichtigen Menschen zusammenzubrechen. Die Pharmaindustrie hingegen floriert.

Wie kann es sein, dass sich fortschrittliche Gesellschaften dermaßen krank machen? Wo ist der natürliche Instinkt geblieben, den beispielsweise Tiere haben? Tiere essen nur das, was ihnen guttut, und vermeiden, was sie krank macht. Haben wir diesen Instinkt überhaupt noch? Sind wir trotz Überangebot von Essen wirklich in so einem unbewussten »Überlebenskampf« gelandet, dass das Hungertier permanent aktiviert wird? Ist das Hungertier vielleicht sogar dieser natürliche Instinkt? Müssen wir nur lernen, es auf die moderne Lebensweise vorzubereiten und zu trainieren? Und warum kommt unser Gehirn überhaupt in so einen Mangelzustand, trotz des hohen Nahrungsangebots?

Vor einiger Zeit ging ein YouTube-Video viral, in dem jemand einen vergessenen Cheeseburger oder Hamburger nach einem Jahr zufällig »wiederentdeckte«. Er zeigte den Burger in die Kamera und es war kaum ein Unterschied zu einem frischen Burger zu erkennen, kein Schimmel, nichts. Das heißt, selbst Bakterien wollen sowas nicht essen ... Das ist keine »Nahrung« mehr, genauso wenig wie Pappe oder Stein. Vielleicht wäre Pappe sogar weniger gesundheitsschädlich, weniger Kalorien hätte sie auf jeden Fall. Hat unser Hungertier in Anbetracht dieses Essens nicht tatsächlich recht, wenn es einen Mangelzustand spürt und Alarm schlägt?

Wo befindet sich das Hungertier in deinem Gehirn?

Das Hungertier scheint also irgendetwas mit Stress und Nahrungsmangel zu tun zu haben. Da Stress seinen Ursprung im Gehirn hat, schauen wir uns das doch mal genauer an. Im Gehirn laufen all deine Erlebnisse, Empfindungen, Bewertungen und Erfahrungen zusammen wie in einer Schaltzentrale. Hier wird deine Wahrnehmung der äußeren Welt mit jener deiner inneren Welt abgeglichen. Und dein Gehirn bewertet anhand der Differenz dieser zwei Welten den Stresslevel. Je größer die Diskrepanz zwischen innerer und äußerer Welt, desto größer der Stress.

Der älteste Gehirnbereich ist das Reptiliengehirn, das sich im Hirnstamm befindet (siehe Abbildung). Dieser Teil macht dich müde, hungrig, warm oder kalt, indem er all deine Körperfunktionen steuert. Direkt über dem Hirnstamm liegt der Hypothalamus. Zusammen mit der Hypophyse steuert er die Produktion von Hormonen und vegetativen Funktionen. Wenn du vor Angst zitterst und dein Herz mehr schlagen spürst, dann ist er mit daran schuld. Auf diese Weise ist er aber auch an deinem emotionalen Erleben beteiligt. Hypothalamus und Hypophyse regulieren zusammen das Energieniveau deines Körpers und übersetzen Stress in einen körperlich erfahrbaren Zustand. Je mehr Stress, desto mehr werden dein vegetatives Nervensystem und deine Stresshormone aktiviert und es entstehen Unruhe oder Emotionen.[3]

Über dem Reptiliengehirn befindet sich das limbische System. Diesen Gehirnbereich teilen wir übrigens mit allen Säugetieren. Hier entstehen deine Emotionen und hier findet auch die Stressbewertung statt. Dabei spielt vor allem ein winzig kleiner Gehirnbereich eine große Rolle: die Amygdala. Sie ist so groß wie eine Mandel, weshalb sie auch Mandelkern genannt wird. Sie ist wie eine Empfangsdame: Jeder Sinneseindruck, der hereinkommt,

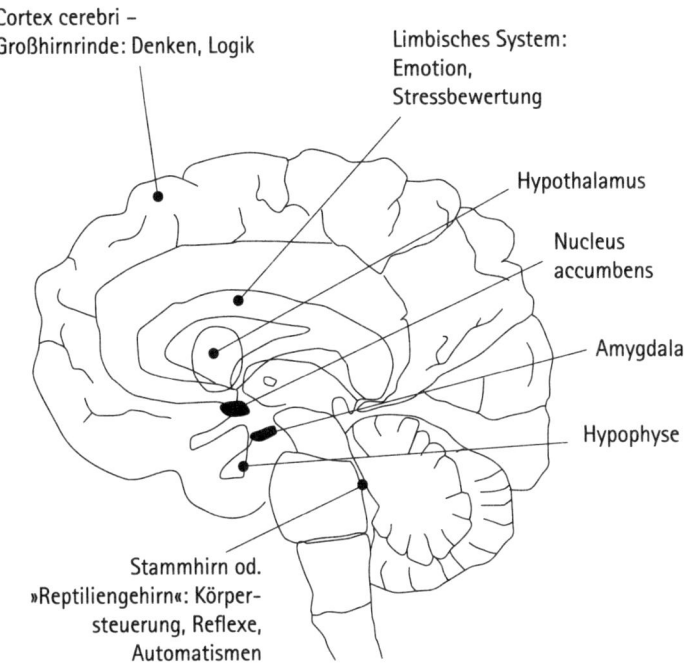

Cortex cerebri –
Großhirnrinde: Denken, Logik

Limbisches System:
Emotion,
Stressbewertung

Hypothalamus

Nucleus
accumbens

Amygdala

Hypophyse

Stammhirn od.
»Reptiliengehirn«: Körper-
steuerung, Reflexe,
Automatismen

Gehirn mit den verschiedenen Regionen und spezialisierten Zentren

muss an ihr vorbei. Sie drückt dann einen Stempel drauf: »bekannt« oder »neu«.

Bei »bekannt« schickt sie ihren Laufburschen (= Nervenlei-
tung) hoch ins Archiv, um die entsprechende Karteikarte mit der
Handlungsanweisung zu holen und an den Körper zu funken,
damit er das, was da draufsteht, auch umsetzt. Es werden also bekannte und vertraute Routinen aktiviert.

Wenn du Stress mit deinem Partner hattest, dann ist eine vertraute Routine vielleicht, dass du dir einen Kaffee machst und
sofort deine beste Freundin anrufst, um deinen Kummer bei
ihr abzuladen. Wenn du eine kritische E-Mail beantwortet hast,
dann hast du möglicherweise die Routine, erst mal in die Büro-

küche zu gehen und etwas zu knabbern. Alte Routinen haben eine »Wenn – dann«-Form. Wenn X passiert, dann mache ich Y.

Beim Stempelaufdruck »neu« hingegen wird Alarm geschlagen: Hier fragt deine Amygdala im Archiv an, ob es ähnliche Verhaltensmuster gibt, die man benutzen könnte. Parallel dazu schickt sie eine Info an die Hypophyse, dass sie schon mal ein paar Stresshormone produzieren soll, und dem vegetativen Nervensystem sagt sie auch gleich Bescheid, damit der Körper in Handlungsbereitschaft gebracht wird.

Existiert noch kein entsprechendes Verhaltensmuster, muss ein neues geschaffen werden. Wenn es schnell gehen muss und die Gefahr groß ist, dann werden die Karteikarten »Kampf« oder »Flucht« gezogen. Wenn etwas mehr Zeit ist oder die Gefahr nicht so groß, werden die Emotions-Karteikarten gezogen und die Information an den Körper weitergeschickt. In diesem Zustand entsteht Unruhe, die man dann als eine eindeutige Emotion oder als mehrere vermischte Emotionen wahrnimmt. Die sieben Grundemotionen sind Wut, Angst, Trauer, Ekel, Verachtung, Überraschung und Freude.

Wenn dir also etwas Neues passiert, dann reagiert deine Amygdala, indem sie zuerst die Gefährlichkeit der Situation bewertet, dann fällt sie eine Entscheidung und teilt dir diese unverzüglich mit. Je nachdem, wie intensiv du diese Information als Empfindung spürst, wirst du entweder nur kurz von dem abgelenkt, was du gerade tust, oder die Emotion übernimmt dich komplett und du wirst wütend, traurig usw.

Ganz in der Nähe des limbischen Systems befindet sich dein Belohnungsknöpfchen, der Nucleus accumbens. Dort wird der Neurotransmitter Dopamin ausgeschüttet, der dir große Glücksgefühle bereitet. Wir werden in diesem Buch noch häufiger mit ihm zu tun haben. Jedes Mal, wenn dein Belohnungsknöpfchen gedrückt wird, gerätst du aus dem Häuschen. Hier spürt man den Effekt von harten Drogen, Essen oder Sex. Also alles, was Spaß macht und süchtig machen kann. Die Darmbakterien sind nicht ganz unbeteiligt an dem Gefühl, sie helfen dabei, diesen Knopf zu drücken, doch dazu später mehr.

Der Kortex, die Hirnrinde, sieht aus wie eine Walnuss und ist der evolutionär jüngste Gehirnbereich. Er nimmt etwa dreißig Prozent des Gehirnvolumens ein. Dieser Bereich ist in erster Linie für die Wahrnehmung der äußeren Welt verantwortlich: wie Menschen, Situationen oder Dinge funktionieren und beschaffen sind. Hier wird analysiert und berechnet, gegrübelt und strukturiert.

Ab dem zweiten Lebensjahr entwickeln sich die Frontallappen, die den größten Teil des Kortex ausmachen. Im Alter von sieben Jahren ist der Kortex weitgehend ausgebildet. Die alten Griechen bezeichneten dieses Lebensjahr als Jahr der Vernunft.[3] In diesem Alter entwickeln sich Fähigkeiten wie Stillsitzen, sprachlicher Ausdruck, abstraktes und symbolisches Denken und Planung. Diese Fähigkeiten stehen jedoch in Relation zur Impulsivität des emotionalen Gehirns, die wiederum von Geburt an angelegt ist. (Die meisten Eltern können bestätigen, dass sie die Grundimpulsivität ihrer Kinder schon im Babyalter wahrnehmen konnten.)

Die Impulsivität ist unter anderem von der Dopaminproduktion abhängig und der Sensitivität der Rezeptoren dazu. Wenn Kinder schon frühzeitig lernen, mit ihren Impulsen umzugehen, und längere Phasen auch mal ruhig sein und stillsitzen können, dann trainiert das auch die Sensitivität der Dopaminrezeptoren. Das Kind braucht dann im späteren Erwachsenenalter nicht so viel Dopamin, um ruhig und zufrieden zu sein. Das bedeutet, dass Geduldstraining, Genussverzögerung und das Abwarten-Können das Resultat eines gut trainierten Dopamin-Belohnungssystems sind.

Die gute Neuigkeit: Du kannst dein Belohnungssystem auch im Erwachsenenalter trainieren, indem du dein Belohnungsgefühl etwas hinauszögerst – durch Genussverzögerung gewissermaßen. Natürlich ist der Umgang mit Impulsivität nicht nur durch Stillsitzen zu erlernen. Wenn du Emotionen wie Ängste oder Wut verspürst, sollst du damit nicht stillsitzen. Impulsivität zu kontrollieren, heißt nicht, Emotionen zu unterdrücken. Es heißt zu lernen, den Emotionen Zeit zu geben, sie zu fühlen, zu strukturieren und abzuwägen. Dann findest du überlegte und sinnvolle Verhaltensweisen, um deine Emotionen zum Ausdruck zu bringen.

Wenn du entspannt bist, funktioniert dieses Abwägen schon ganz gut: die drei Gehirnbereiche kommunizieren dann sehr gut miteinander. Das Stammhirn übermittelt die Sinneseindrücke, das limbische System bewertet sie und etikettiert sie mit dem Stempel »alt« oder »neu«. Es versucht dann mit dem Kortex zusammen eine vernünftige und langfristig sinnvolle Handlungsanweisung zu finden.

Wenn übermäßiger Stress entsteht, dann funktionieren diese Kommunikationswege nicht mehr so gut. Das limbische System kann von den Informationen des Stammhirns überfordert sein oder der Kortex von jenen des limbischen Systems. Der Grund liegt wie erwähnt darin, dass es noch keine erprobten oder sinnvollen Handlungsanweisungen für das neue Problem gibt.

Die Hauptbotschaft, die Stress uns eigentlich senden will: Der Gehirnbesitzer braucht neue Informationen, mehr Wissen und Handlungsanweisungen! Stress will dich zum Handeln bringen.

Damit du jedoch nicht etwas völlig Unüberlegtes tust, gibt es noch eine weitere Instanz in deinem Gehirn: die Frontallappen. Hier ist einerseits der Sitz der Empathie, weil sich hier die Spiegelneuronen befinden. Andererseits haben sie weitere wichtige Funktionen, die auch für das Thema Essen nicht unbedeutend sind: Aktive, trainierte Frontallappen können dich davon abhalten, verrückte Dinge zu tun. Etwa jeden zu küssen, den du sexuell anziehend findest, oder alles zu essen, was dir in den Weg kommt.

Untrainierte Frontallappen lassen uns zu Gewohnheitstieren werden, weil sie nicht stark genug sind, dein Reptiliengehirn und damit auch dein Hungertier von unbewussten Impulsen abzuhalten. Dann bleibst du beständig in alten Verhaltensmustern gefangen.

Trainierte Frontallappen können das Hungertier eine Weile länger in Schach halten, es zähmen und ihm zeigen, dass kein Grund zur Panik besteht, sondern man immer eine alternative Lösung finden kann. Letztendlich helfen sie dir, kurzzeitig Stress in Kauf zu nehmen, um langfristig Stress zu vermeiden.

Stress = Call to Action

Das, was viele Angst- und Panikpatienten als unerträglich und furchtbar erleben, ist tatsächlich ein wichtiges Signal für den Körper. Es gibt zu verstehen: »Achtung, gleich passiert was! Ich gebe dir Energie, damit du das Problem lösen kannst!«

Verursacher ist diese kleine mandelförmige Amygdala, deine Empfangsdame und »Stressalarmglocke«. Setzt sich der Stress in einer Situation durch, weil deine Frontallappen ihn nicht unterdrücken konnten und du eine schnelle Lösung brauchst, dann fährt das Gehirn bestimmte Bereiche wie den Kortex und damit auch die Frontallappen runter. In einem stressigen Zustand ist ein langwieriges Abwägen nämlich nicht mehr sinnvoll. Das Reptiliengehirn wird stärker aktiviert, weil es einfach viel schneller in seiner Entscheidungsfindung ist. Dazu greift es auf vorprogrammierte, grobe Notfallverhaltensmuster zurück, deren Durchführung wir als reflexhaft und wenig bewusst erleben. Meist nehmen wir diese sowieso erst nachträglich wahr.

Ein Beispiel: Schrecken wir vor etwas zurück, erkennen wir erst nach unserer Reaktion, dass es sich lediglich um einen schwarzen Punkt an der Wand und nicht um eine Spinne gehandelt hat. Wenn deine Amygdala also Alarm schlägt, wird dein Reptiliengehirn aktiv und rettet dich aus einer möglicherweise gefährlichen Situation.

Bei Stress wird eine ganze Maschinerie an Stressreaktionssystemen in Gang geworfen. Dazu gehört die Aktivierung des Sympathikus, der Teil des autonomen Nervensystems (ANS) ist. Mit Sympathikus wird ein Nervennetzwerk bezeichnet, welches das Gehirn mit vielen inneren Organen und Drüsensystemen verbindet, um den gesamten Körper auf einen »Kampf« vorzubereiten, wenn nötig.

Der Sympathikus sorgt beispielsweise dafür, dass die Herzfrequenz steigt, du etwas schneller atmest, sensibler in deiner Wahrnehmung und reaktiver mit deinen Muskeln wirst, um entweder den Gegner anzugreifen oder wegzulaufen. Heutzutage macht es natürlich keinen Sinn, auf alltägliche Stresssituationen mit Angriff oder Flucht zu reagieren. Dennoch wird dieses alte Stresssystem mit diesen zwei Möglichkeiten aktiviert.

Letztendlich stellt dein Stresssystem zwei Qualitäten von Energie bereit, um einen Ausweg aus der stressigen Situation zu finden. Nämlich A): »Nimm das Problem in Angriff«, »Versuche das Problem zu lösen« oder B): »Lass es lieber sein«, »Du bist noch nicht so weit«, »Das macht keinen Sinn«. Wenn du diesen Grundimpuls wahrnehmen kannst, bist du schon mal einen wichtigen Schritt im Umgang mit deinem Stresssystem weiter. Wenn du die Qualität der Stressantwort deines Systems nicht spürst und entsprechend anfängst zu handeln, dann steigt der Stress eher weiter an.

Menschen, bei denen der Sympathikus immer wieder aktiviert wird, ohne dass die bereitgestellte Energie in eine Handlung umgesetzt wird, leiden häufiger unter Unruhe bis hin zu Angstzuständen oder Panikattacken. Die Stress- und Traumaforscher Bessel van der Kolk und Peter Levine gehen davon aus, dass Stress verkörperlicht wird, wenn er nicht gelöst wird. Die bereitgestellte Energie bleibt in den Muskeln stecken. Du kannst dir das ein bisschen wie bei einem Staudamm vorstellen. Wasser ist die Energie, die dir dein Stresssystem liefert, um zu handeln. Wenn du nicht handelst, baust du einen Damm. Dieser staut das Wasser zwar zurück, kann es aber nicht löschen. Je öfter dieser Stressor erlebt wird, desto höher baust du deinen Staudamm. Irgendwann kann der Damm dem Druck nicht mehr standhalten, bekommt Risse (= Angst) und bricht (= Panikattacke).[3]

Bei Stress gibt es auch eine hormonelle Reaktion über die sogenannte Hypothalamus-Hypophysen-Nebennierenrinden-Achse (HHNA). Die Amygdala ist nämlich gründlich. Wenn sie mal Alarm schlägt, dann weckt sie gleich das ganze Haus auf. Sie nutzt dabei nicht nur das Notfalltelefon (Sympathikusnerven), sondern geht auch gleich noch zu Fuß los. Nämlich zu ihrer Nachbarin, der Hypophyse. Diese beginnt, Stoffe zu produzieren, die ins Blut abgegeben werden, zur Nebenniere gelangen und dort die Produktion von Stresshormonen anregen.

Die beiden wichtigsten Stresshormone sind Adrenalin und Cortisol. Adrenalin wirkt recht unmittelbar. Vielleicht kennst du dieses prickelnde Gefühl im ganzen Körper, wenn du dich erschrocken hast, das ist Adrenalin. Cortisol wirkt langsam und längerfristig und hat einen starken Effekt auf den Metabolismus, also den Energiestoffwechsel des Körpers, und somit auch auf dein Gewicht. Weil Cortisol für dein Gewicht so wichtig ist, will ich ein bisschen mehr dazu schreiben.

Cortisol

Erst einmal, Cortisol ist ein Multitasking-Hormon. Es macht super viel in deinem Körper. Es sorgt dafür, dass der Blutzuckerspiegel konstant bleibt, indem es die Energiereserven des Körpers anzapft. Es bewirkt den Abbau von Muskelgewebe, indem es die darin enthaltenen Proteine in Energie umwandelt. Es stimuliert aber auch die positiven, auf das Überleben ausgerichteten Funktionen des Körpers, denn ein gesunder Cortisolspiegel wirkt entzündungshemmend, begünstigt die Wundheilung und die Gewebeerneuerung.

Bei chronischem Stress steigt jedoch die Serum-Cortisol-Konzentration.[4] Ein über längere Zeit erhöhter Cortisolwert ist ungesund und fördert die Zunahme von Fettgewebe, insbesondere des ungesunden Stammfetts am Bauch. Dies geschieht auf mehreren Wegen:

Zu viel Cortisol wirkt appetitanregend, indem es die Wirkung von Leptin (Sättigungshormon) blockiert. Es macht träge und schlapp, weil es die Serotoninproduktion reduziert (Serotonin = Neurotransmitter im Gehirn, dein wichtigster Wachmacher). Cortisol verringert die Insulin-Sensibilität der Muskelzellen. Je unsensibler die Muskelzellen für Insulin sind, desto weniger wird Glukose in die Muskelzellen transportiert und umso mehr wandert in die Fettzellen.[5] Außerdem unterstützt Cortisol das Entstehen von Geschwüren, Bluthochdruck, Herzerkrankungen, Muskelschwund, vorzeitige Hautalterung, den Abbau des Unterhautfettgewebes und erhöht das Risiko für Knochenbrüche. Es sorgt für Schlaflosigkeit und eine erhöhte Anfälligkeit für Infektionen.[6-8]

Bei manchen Menschen gibt es aber mit der Zeit eine Art Gewöhnungseffekt. Das Gehirn gewöhnt sich an immer wiederkehrende Stressoren. Das ist ein Paradox, denn der Stressor ist ja nach wie vor da: die Arbeitszeiten haben sich nicht geändert, auch der Chef ist nicht netter geworden, der Partner nicht verständnisvoller, es finden immer wieder Streitereien statt – und du benötigst in diesen Stresssituationen eigentlich das Stressgefühl als Energie, um endlich tätig zu werden!

Doch dein System hat gemerkt, dass du nicht tätig wirst, und versucht sich irgendwie anzupassen. Das Stresssystem ist also immer noch aktiv und produziert Cortisol, aber dein System fängt an, das Cortisol zu dämpfen. Das braucht auch wieder Energie. Eine neue Energiequelle muss also her – und welche könnte besser sein als das Essen! Und wer könnte das Essen besser besorgen als dein Hungertier!

Das gestresste Gehirn hat aber noch ein paar Asse im Ärmel, um an die Energie zu kommen, die es braucht. Es kann nämlich veranlassen, dass die Glukose nicht in die Muskeln oder Fettzellen gelangt, sondern im Blut bleibt und somit durch die Blut-Hirn-Schranke ins Gehirn kommt.

Kampf der Giganten: Körper gegen Gehirn

Zwar hat das Gehirn nur eine Masse von zwei Prozent des Körpergewichts, jedoch entzieht es dem Körper bis zu 60 Prozent der zirkulierenden Blutglukose.[9] Dieses Phänomen hat der Neurowissenschaftler Achim Peters als »Brain-Pull« bezeichnet, was frei übersetzt Gehirn-Dominanz oder Gehirn-Zug bedeutet. Unter Stress liegt der Brain-Pull sogar bei bis zu 90 Prozent.[10] Das ist eine enorme Menge.

Da das Gehirn in deinem System oberste Priorität hat, kann es so viel Glukose aus dem System abziehen, wie es »will«. Dazu hat es sich bestens ausgerüstet: Im lateralen Hypothalamus befinden sich Neuronen, die nur darauf spezialisiert sind, die Glukosekonzentration im Blut zu messen.[11] Sobald diese Konzentration absinkt, schlagen sie Alarm, und es werden verschiedene Mechanismen in Gang gesetzt.

Einerseits werden Appetithormone produziert, sodass du Hunger bekommst – vor allem auf schnell verfügbare Glukosequellen wie Kohlenhydrate.[12] Andererseits unterdrückt das Gehirn die Insulinproduktion in der Bauchspeicheldrüse. Das wird auch als Insulinsuppression bezeichnet. Wenn weniger Insulin im Blut ist, wird weniger Glukose in die Körperzellen transportiert. Die Glukose bleibt im Blut, überwindet die Blut-Hirn-Schranke und steht somit dem Gehirn zur Verfügung.

Was allen Menschen, die mehr essen, als sie brauchen, gemeinsam ist, ist eine Verschlechterung der Glukoseaufnahme des Gehirns.[11] Schlanke Menschen haben es irgendwie geschafft, die Fähigkeit zu erhalten, die benötigte Energie durch die Körperreserven zu decken. Bei übergewichtigen Menschen hat sich diese Fähigkeit verschlechtert. So hat der Körper zwar mehr als genug Reserven, er kann sie dem Gehirn aber nicht mehr so gut bereitstellen. Das Gehirn hat seinerseits verlernt, die entsprechenden Signale zu geben, um die Fettreserven anzuzapfen und in Glukose umzuwandeln. Die Speicher sind voll, aber die Schlüssel für die Türen sind verloren gegangen. Doch dein Gehirn kann natürlich nicht ohne Energie bleiben, das wäre eine Katastrophe! Es bleibt ihm also nichts übrig, als Energie in Form von Essen einzufordern. Und das tut es mithilfe des Reptiliengehirns und seiner uralten gewaltigen Kraft, deine Ratio auszuschalten und dein Hungertier zu aktivieren, das sich auf die Suche nach Essbarem macht.

Wie aber entsteht die Brain-Pull-Inkompetenz? Wodurch verändert sich die Interaktion zwischen Gehirn und Körper? Die Gehirnzelle zeigt ihre Aktivität, indem sie Glutamat (= Glutaminsäure) ausschüttet. Auf diese Weise bestellt sie gleichzeitig auch die Energie, die sie braucht.[13] Glutamat ist der wichtigste Botenstoff (= Neurotransmitter), der bei fast jeder Art neuronaler Aktivität ausgeschüttet wird. Wenn du denkst, fühlst, träumst – immer ist das Gehirn aktiv. Die Neuronen schütten Glutamat aus und Glukose wird »angesaugt«.[14] So weit, so gut.

Mit dem Alter, bei wenig Bewegung oder chronisch großen Ess-Portionen verändert sich der Brain-Pull. Die Hauptursache, die dem zugrunde liegt, ist Stress. Dabei kann es zu einer langsamen Brain-Pull-Insuffizienz über Jahre kommen, wie etwa durch chronischen Dauerstress. Die Insuffizienz kann aber auch sehr schnell durch starken psychosozialen Stress oder Traumata entstehen.

Stress ist wie ein Schalter, der von Brain-Pull auf »Body-Pull« (= Essen) umschaltet. Die Amygdala aktiviert also die Cortisol-Produktion. Da zu viel Cortisol für deinen Körper nicht gesund ist, versucht dein System bei Dauerstress Cortisol zu dämpfen. Es akzeptiert gewissermaßen die Anwesenheit des Stressors, nimmt ihn als gegeben und adaptiert sich, aber versucht zumindest den negativen Effekt des Cortisols zu minimieren.

Die Gewöhnung erfolgt über das Cannabinoid-System, das bei übergewichtigen Menschen anscheinend stärker wirkt als bei schlanken. Das Cannabinoid-System ist das Beruhigungssystem, das Cortisol und damit auch die Brain-Pull-Funktion dämpft. Das Stresssystem ist also hochaktiv, aber wird nachträglich gedämpft, weil es nicht adäquat genutzt wird, um eine stresslösende Handlung vorzunehmen.

Brauchen wir so eine Dämpfung überhaupt? Ja, definitiv! Durch diese Dämpfung rettet dich dein Gehirn vor starker Unruhe, Depressionen, Angst, Panikattacken und anderen Symptomen. Außerdem schützt es dich vor den negativen Effekten der überhöhten Cortisolkonzentration.

TIPP
Die Stressreizschwelle sowie dein Beruhigungssystem kannst du trainieren, und zwar – dreimal darfst du raten – mit Sport, Fastenzeiten, gesundem und maßvollem Essen sowie dem Erwerb von psychosozialen Kompetenzen.

Achim Peters berechnete basierend auf einer Stressstudie: »Zehn Minuten psychosozialer Stress verbrauchen mehr Energie, als in eineinhalb Brötchen steckt.« In einer Studie testete man den Stresslevel und das darauffolgende Essverhalten an Probanden. Bekamen die Probanden nach dem stressigen Ereignis hochkalorische Snacks angeboten, senkte sich der Stresslevel schneller. Wenn man den gestressten Probanden dieses Extra an Kalorien verweigerte, indem nur etwas Salat gereicht wurde, dann brauchten diese deutlich länger, um sich von ihrem Stress zu erholen.

Bei einer Brain-Pull-Inkompetenz aktiviert der Hirnstamm dann als Plan B die Ausschüttung von Hungerhormonen. Wenn es aber in der Nähe nichts zu essen gibt, greift der letzte Mechanismus, den das Gehirn zu bieten hat: die Suchfunktion. Dann übernimmt dein Hungertier das Kommando und du machst dich auf den Weg, etwas Essbares aufzutreiben. Dieser Mechanismus ist unglaublich stark und kann deinen Willen komplett ausschalten.[11, 15]

Diese enorme archaische Kraft schläft, solange es dir gut geht, und bricht heraus, wenn dein Gehirn unterversorgt ist. Und wenn das Hungertier nicht sofort etwas bekommt, kann es richtig pampig werden. So pampig, dass es manchmal sogar das Umfeld mobilisieren kann, ihm etwas zu essen zu bringen.

GESCHLECHTERUNTERSCHIEDE BEI STRESS

Bei Männern entstehen chronischer Stress und Gewichtszunahme vor allem durch zu hohe Ansprüche im Job, finanzielle Probleme oder durch schlechte Methodenkompetenzen im Job. Bei Frauen liegen die Ursachen für chronischen Stress eher bei allgemeinen Einschränkungen im Leben oder Problemen in der Familie.[16]

Auch die Körper reagieren unterschiedlich, denn es werden allein schon unterschiedliche Hormone gebildet. Cortisol beispielsweise wird bei Männern deutlich schneller und intensiver ausgeschüttet als bei Frauen. Bei Männern steigt das Testosteron und bei Frauen Progesteron, das sind die geschlechterspezifischen Sexualhormone. Testosteron gilt als Hormon, das etwas aggressiver macht, und Progesteron ist für die Zugehörigkeit zu einer Gruppe wichtig – und dessen Anstieg könnte die Verunsicherung bei Frauen unter Stress erklären.

Auch der bewusste Umgang mit Stress ist unterschiedlich. Männer scheinen eine bessere Kontrolle ihrer Emotionen unter Stress zu haben. Bei Frauen kam es zu einer erhöhten subjektiven Stresswahrnehmung und Stressreaktion. Unter Stress sind Frauen mit der Kontrolle von Emotionen nicht so gut zurechtgekommen wie erwartet. Was bei beiden Geschlechtern gleich war: die Einschätzung des Selbstwertgefühls nach Stress sank ab.[17]

Dein Gehirn speichert jede Situation ab, die du erfolgreich gemeistert hast, aber auch alles, was nicht so gelungen ist. Registriert dein Gehirn, dass das Losschicken deines Hungertiers eine erfolgreiche Glukoseversorgung gewährleisten konnte, nachdem du Streit mit deiner nervigen Kollegin hattest, merkt es sich diese Lösung und setzt sie immer öfter ein. Deswegen kommt jedem Verhalten und jedem Umgang mit einem Stressor eine so große Bedeutung zu. Jede einzelne Verhaltensreaktion trägt zur Entstehung und Manifestation von gesunden oder ungesunden Routinen bei. Die Routinen prägen deine künftigen Entscheidungen, dein Verhalten und letztendlich auch deine Persönlichkeit.

Was wir als Stress empfinden, ist reine Bewertungssache. Ein gutes Beispiel, um das zu verdeutlichen, ist eine Prüfungssituation.

Fallbeispiel

Eine Klientin kam zu mir, weil sie einen neuen Job mit wesentlich höherem Gehalt und mehr Verantwortung übernehmen wollte – dabei aber regelmäßig Vorträge und Referate halten müsste. Eine Horrorvorstellung für sie. Sie hatte bislang alles getan, um dies – egal ob vor Kollegen oder Fremden – zu vermeiden, und bekam allein schon beim Gedanken daran schwitzige Hände. Sie glänzte bisher durch Fleiß statt forsches Auftreten. Die Lorbeeren für ihre Arbeit erntete immer ihr Chef. Über die Jahre sammelten sich dadurch viel Frust und Unzufriedenheit in ihr an. Nach der Arbeit hatte sie sich abends des Öfteren mit der ein oder anderen Schokoladentafel getröstet.

Sie spürte, dass sie etwas ändern musste, und das Angebot der neuen Stelle war wie eine Chance – wenn da nicht diese Vorträge wären. Schließlich rang sie sich durch und suchte Hilfe. Als sie zu mir kam, wurde schnell klar, dass sie sich bereits zu Schulzeiten davor gedrückt hatte, vor anderen zu reden, aus Angst, dumm dazustehen.

Da wir immer nur davor Angst haben, was wir nicht kennen oder nicht oft genug gemacht haben, war das Ziel klar: Sie musste von nun an mehr von dem tun, wovor sie Angst hatte – um die Angst abzulegen. Also vor anderen reden und Kritik in Kauf nehmen. Bald bot sich eine passende Situation für einen kleinen, feinen Vortrag vor der Gruppe an.

Bis dahin lernte sie in unseren gemeinsamen Sitzungen viel über positive Glaubenssätze. Sie formulierte ihren persönlichen Glaubenssatz, der ihr helfen und sie beruhigen würde: »Auch wenn ich einen Fehler mache, ich bleib dran und gebe mein Bestes.« Sie lernte Atem- und Beruhigungstechniken und wie sie schnell wieder auf das Wesentliche zurückkommen könnte und fokussiert bliebe, wenn sie sich einmal beim Reden verhaspelte. Sie war nach wie vor unruhig und angespannt, fühlte sich aber deutlich besser vorbereitet und hatte das Gefühl, es »schon irgendwie« zu schaffen.

Als sie mit ihrem Vortrag an der Reihe war, lief ihr Stresssystem auf Hochtouren. Das sympathische Nervensystem war hochgefahren und Adrenalin wurde ausgeschüttet, doch sie konnte sich in eine positive, selbstbewusste Stimmung bringen, sodass sie weder ein Blackout hatte, noch stottern musste oder ähnliche unangenehme Dinge passierten.

Als alles vorbei war, folgte eine Welle der Erleichterung. Sie war in Hochstimmung. Das während des Vortrags ausgeschüttete Cortisol dämpfte die Stressreaktion und ihr Gehirn schüttete wegen des erfolgreichen Durchstehens der unangenehmen Situation Endorphine aus. Dies sind glücksbringende Substanzen, die der Körper produziert, um dir zu sagen, dass du etwas ganz besonders gut gemacht hast. Um das neu Gelernte langfristig abzuspeichern, wird zusätzlich Dopamin ausgeschüttet. Ihr System hatte etwas Wichtiges erfahren: Ich werde belohnt, wenn ich Schwierigkeiten überwinde und lerne. Diese Belohnung ist meist zwar hart erkämpft, fühlt sich aber tiefgreifender an als zum Beispiel die schnelle, leichte Belohnung durch Essen.

Du kannst chronische Stressoren überwinden, indem du Fähigkeiten und Wissen erwirbst – und diese natürlich dann auch anwendest. Offene Fenster zu erkennen und zu schließen (= Stresskompensation) ist also eine sehr wichtige Fähigkeit, um Heißhungerattacken vorzubeugen. Deswegen eine kurze Übung hier und ein paar weitere Übungen später im Kapitel »Trainiere dein Hungertier«.

> **TIPP: KONFRONTATION**
> Nimm möglichst viele Gelegenheiten wahr, dich deinen Ängsten und Stressoren zu stellen. Sprich mit Freunden und deiner Familie, damit sie dir Tipps geben können, und probiere verschiedene Varianten aus. Ob erst mal nur vorm Spiegel, unter Freunden oder gleich in der stressauslösenden Situation. Durch Routine härtest du dich ab und bewertest auch mögliche Fehler irgendwann nicht mehr so negativ. Du wirst immer öfter ein Gefühl von Stolz und Selbstliebe verspüren, reduzierst gleichzeitig deine Stressoren – und dein Hungertier wird dadurch weniger oft geweckt.

ÜBUNG 1: DER STRESSDETEKTIV

Beschreibe deine stressige Situation	
Wie bewertest du die Situation?	
Was fühlst du?	
Was tust du?	

Wenn du mehr Details zum »Stressdetektiv« wissen und ihn in Papierform ausdrucken möchtest, damit du ihn immer dabeihast, dann lade ihn dir aus dem Internet herunter *(www.emotional-mind.com/downloads)* und analysiere stressige Situationen direkt in deinem Alltag.

Belohnung und Essen

Dein Gehirn hat zwei Wege, dein Verhalten zu beeinflussen, damit du dich weiterentwickelst und auf die Suche nach Verbesserungen machst: das Belohnungssystem und das Stresssystem.

Die beiden funktionieren in etwa wie Zuckerbrot und Peitsche. Damit hat dich dein Gehirn ganz gut im Griff. Dort, wo es sich Energie verspricht, belohnt es dich mit ganz viel Dopamin, dem Glücksbotenstoff. Dort, wo es Angst hat, zu viel Energie zu verlieren, zeigt es dir das durch die Ausschüttung von Cortisol und Adrenalin.

Das Belohnungssystem sendet also Glücksbotenstoffe aus, wenn du etwas Angenehmes tust – zum Beispiel, wenn du isst. Wenn du zu viel Stress hast, brauchst du aber auch mehr Belohnung. Das kreiert ein trickreiches Dilemma: Ob Stress oder Belohnung – Essen funktioniert in beiden Fällen, es dämpft und belohnt gleichzeitig. Und je größer der Stress, desto süßer oder fettiger wird das Essen.

Essen löst zwar nicht die gleichen intensiven Glücksgefühle aus wie die Eliminierung des Stressauslösers, es werden aber auch Glücksbotenstoffe freigesetzt, und du musst dafür noch nicht einmal viel Energie aufwenden. Einen Stressor aus dem Weg zu räumen, ist viel zu anstrengend. Durch Essen ist es leichter, zumindest kurzfristig.

Das Zufriedenheitsgefühl durch Essen ist so ein bisschen wie Schummeln, etwa wenn du durch Spicken eine gute Schularbeit schreibst. Es hat etwas Verführerisches, auf diese Art und Weise an etwas zu kommen und sich den langen, harten Weg des Lernens und Arbeitens zu ersparen.

Das Glücksgefühl dauert jedoch meist nur kurz an, und es geht nicht wirklich tief – vor allem bei den typischen kalorienreichen Snacks, egal ob süß oder salzig. Die Snackbox in der Büroküche, das Knabberzeug im Vorratsschrank – überall lauern Gelegenheiten, wo du rasch zugreifen kannst und unverhältnismäßig viel Energie bekommst. Was rechtfertigt diese Energie? Wofür brauchst du sie?

Es gibt nur zwei Gründe, die ich akzeptieren würde: weil du danach gleich Sport machst oder vorhast, die nervige Kollegin zur Rede zu stellen. Aber selbst dafür benötigtest du die hohe Menge an Energie nicht.

Es braucht also eine gewisse »Ess-Moral« und eine Verhältnismäßigkeit beim Essen. Es zählt nicht, für welches Gefühl du das Essen brauchst, sondern nur, für welche Handlung.

Wenn du dir jedes Mal die Frage stellst: »Wofür brauche ich diesen Snack konkret?«, wirst du vielleicht öfter mal keine Antwort finden. – Ein sicherer Hinweis dafür, auf diesen Snack zu verzichten.

Wenn du öfter mal entsagst und das angebotene oder verlockende Schokostück oder Salzbrezel nicht isst, trainierst du neben der Kalorieneinsparung auch deine Frontallappen und das Belohnungssystem.

Wie sollen wir unser Reptiliengehirn also überzeugen, auf das garantierte Glücksgefühl durch Essen zu verzichten? Und warum sollte es das Risiko in Kauf nehmen, sich dem Stressor zu stellen? Im Verlauf dieses Buchs wirst du den einen oder anderen Hinweis und Tipp dazu finden.

✪ Das Wichtigste nochmals in Kürze

Psychosozialer Stress nimmt zu und wir richten uns darin ein, kompensieren das durch mehr Essen. Das Stresshormon Cortisol spielt eine große Rolle bei der Veränderung des Energiestoffwechsels. Bei einigen Leuten kann es zu einem Gewöhnungseffekt kommen. Der Körper dämpft die Wirkung des Hormons, auch wenn der Stressauslöser bestehen bleibt. Cortisol kann dann die dringend benötigte Energie nicht mehr aus deinem Körper herausholen. Das Hungertier wird aktiviert, um für Energie-Nachschub von außen zu sorgen.

3. Kapitel
Das Mikrobiom

Jetzt haben wir uns viel um die obere Etage, also das Gehirn, gekümmert und wie es auf Stress reagiert und das Hungertier aktiviert. Dein Gehirn sammelt seine Informationen über die Nerven, die darauf spezialisiert sind, zu hören, zu riechen, zu sehen, zu schmecken und zu fühlen. Das sind die fünf Sinne. Doch es gibt noch einen sechsten Sinn, und der sitzt eine Etage tiefer: im Verdauungstrakt, zusammen mit deinen kleinen Hausbewohnern, den Darmbakterien.

Sprach man früher von der »Darmflora«, so hat sich für die Billionen verschiedener Bakterien im Darm heute der Begriff »Mikrobiom« durchgesetzt. Manche Wissenschaftler sehen darin sogar eine Art eigenes Organ, weil die Darm-Mikroorganismen in die Steuerung vieler Vorgänge im Körper eingreifen. Sie stärken das Immunsystem, wehren Keime ab und unterstützen die Verdauung.

Der Verdauungstrakt ist ein hochkomplexes System, er ist wie ein Motor, der das Essen (= Treibstoff) optimal in Energie umsetzen muss. Übergewicht beginnt mit der Art zu essen und endet mit der Verdauung. Deine Verdauung ist primär abhängig davon, wie deine kleinen Darmbakterien so drauf sind. Und glaub mir, es gibt einige Dinge, die sie gar nicht gerne mögen! Doch arbeiten wir uns nun sozusagen von oben nach unten.

Verdauung

Was passiert eigentlich, während ein Nahrungsmittel verdaut wird, und was sind die Konsequenzen, wenn etwas nicht gut verdaut wird? Das wollen wir uns nun genauer ansehen.

Die ganze Verdauungsprozedur beginnt schon, noch bevor die Nahrung in deinen Mund gelangt. Sobald du über die fünf Sinne etwas zu essen wahrnimmst, werden Informationen ans Gehirn geschickt. Das bereitet dich schon mal auf das vor, was da gleich beim Mund reinkommen wird. Bestimmte Zentren werden aktiviert, wie das Speichelflusszentrum oder die säureproduzierenden Belegzellen des Magens. Der Vagusnerv stimuliert daraufhin deinen Darm und leitet von dort aus ein paar Informationen ans Gehirn weiter. Alles stellt sich auf Essen ein.

Das alles bekommst du in der Regel gar nicht wirklich mit – außer über das plötzlich stärker werdende Hungergefühl. Das wird nochmals extra verstärkt, damit du es dir jetzt bloß nicht mehr anders überlegst. Das ist in etwa wie das Phänomen, wenn du merkst, du musst bald mal auf die Toilette, kannst es aber noch gut aushalten. Doch wenn du dann kurz vor der Haustür stehst, wird es auf einmal unfassbar dringend.

Wenn du kurz davor bist, zu essen, dann kommt nochmals ein Schub an Heißhunger und Lust auf Essen. Ist das Essen endlich in deinem Mund gelandet, finden verschiedene verdauungsvorbereitende Schritte statt. Zum einen zerkleinern die Zähne die Nahrung, sodass sie gut mit dem Speichel vermischt werden kann. Zum anderen beginnen einige Enzyme im Speichel bereits mit der Verdauung oder Zersetzung einiger Nahrungsbestandteile.

Speichel ist im Grunde genommen gefiltertes Blut ohne rote Blutkörperchen. So wie Tränen übrigens auch. Speichel enthält einige Hormone und Abwehrstoffe des Immunsystems, und er schützt die Zähne durch ummantelnde Schleimstoffe, die sogenannten Muzine. Den pH-Wert hält er auf einem bestimmten

Level, um Säuren im Essen zu neutralisieren und ein unwirtliches Milieu für unerwünschte Bakterien zu schaffen.

Der Speichel enthält viele weitere Stoffe, beispielsweise Opiorphin, ein äußerst starkes Schmerzmittel, das die zahlreichen, besonders sensiblen Nerven im Mundraum schützen soll. Opiorphin soll auch eine antidepressive Wirkung haben, also stimmungsaufhellend sein.[18, 19] Wer weiß, vielleicht kauen wir deswegen so gerne auf etwas herum. Einfach nur, um diesen Speichel-Effekt zu bekommen.

Die eingespeichelte Nahrung wird im Optimalfall als Brei geschluckt und wandert durch die Speiseröhre in den Magen. Geht es nach der traditionellen chinesischen Medizin, sollten wir nur Breiförmiges hinunterschlucken, dann sind Milz und Magen besonders glücklich. Dementsprechend lang und ausdauernd sollten wir das Essen kauen.

Es gibt tatsächlich Diäten, die vorschreiben, jeden Bissen genau 32 oder 50 Mal zu kauen. Das halte ich für übertrieben. Außerdem lenkt das Zählen beim Essen vom Wichtigsten ab, nämlich zu schmecken (Sinneserfahrung!) und jeden Bissen zu genießen. Wenn du einfach neben dem Genuss darauf achtest, auch gut zu kauen (und vielleicht immer wieder einmal an die Chinesen denkst), sollte das genügen.

Nun einen Schritt weiter hinunter zum Magen. Er besitzt zu einer Seite hin eine starke Auswölbung, in der sich alle Zellen finden, die etwas mit der Säureproduktion oder Verdauung zu tun haben. Die andere Magenseite führt geradewegs nach unten zum Darmeingang. So kannst du etwas trinken, ohne dass die säureproduzierenden Zellen im Magen aktiviert werden. Wenn du aber etwas Festes isst, dann sammelt sich der Nahrungsbrei im Magen und die Salzsäureproduktion wird angeregt. Dadurch wird alles gründlich desinfiziert und zersetzt. Das Zersetzen, auch Denaturierung genannt, ist wichtig, denn damit können die Nahrungsbestandteile »entfaltet« und später im Darm umso leichter zerlegt werden.

Der Magen braucht etwa zwei Stunden, um alles gründlich zu vermengen. Bei Fleisch kann das durchaus länger dauern, bis zu sechs Stunden. Was noch viel länger braucht, sind die viel gelobten Sojaprodukte. Diese sind heutzutage leider nicht mehr ausreichend lang fermentiert und dadurch so schlecht zu verdauen, dass sie bis zu 24 Stunden im Verdauungstrakt bleiben und zu Blähungen und Unverträglichkeiten führen können.

Beim Mais ist es das gleiche Phänomen. Vielleicht hast du schon mal beobachtet, dass der Mais bei dir so rauskommt, wie er oben reingekommen ist. Das liegt an der Cellulose, die ihn umgibt und von den Verdauungssäften nicht aufgelöst werden kann. Das Einzige, was da hilft, ist das Kauen. Wenn du also gut kaust, bereitest du Körner, Saaten und eben auch Mais so vor, dass dein Körper auch etwas damit anfangen und die kostbaren Nährstoffe herausholen kann.

Sobald alles vom Magen vermengt wurde und die Nahrungsbestandteile klein genug sind, gelangt der Nahrungsbrei weiter in den Dünndarm.[20] Die Kohlenhydrate passieren den »Magenpförtner« als Erstes, Proteine und Fett bleiben deutlich länger im Magen. Sobald sie dann im Dünndarm angelangt sind, kommen Enzyme und Verdauungssäfte ins Spiel. Sie helfen dabei, Eiweiß und Kohlenhydrate in ihre kleinsten Bestandteile aufzulösen, sodass sie über die Darmschleimhaut ins Blut aufgenommen werden können.

Fett wird nicht im Blut aufgenommen, sondern über die Lymphe. Die Lymphgefäße laufen durch jede noch so kleine Darmzotte und transportieren das Fett über den sogenannten Milchbrustgang direkt zum Herzen. Dabei umgeht das Fett einen wichtigen Reinigungsprozess über die Leber und wird – nur auf Bakterien und Viren geprüft – direkt in den Blutkreislauf gepumpt. Dementsprechend sollte man darauf achten, welche Qualität an Fett oder Öl man zu sich nimmt.

Im Dünndarm sitzen noch keine Darmbakterien, die kommen erst im Dickdarm. Was im Dünndarm vor allem passiert, ist die Zersetzung der Nahrung in kleine Moleküle, die über die Darmschleimhaut ins Blut wandern. Für die Zersetzung hat der Dünndarm viel Zeit, er ist etwa sechs Meter lang. Er ist in verschiedene Abschnitte eingeteilt, die alle unterschiedliche Fähigkeiten haben.

Im ersten Teil sind Enzyme aus der Bauchspeicheldrüse tätig. Außerdem wird das Essen hier mit Bikarbonat versetzt. Dies dient dazu, den durch die Magensäure sehr sauren Speisebrei wieder basischer zu machen, damit die Enzyme gut arbeiten können.

Weiterhin werden Gallensäuren freigesetzt, um die Fette gut zu verarbeiten. Die Galle kann übrigens nicht ständig Gallensäure produzieren. Sie hat pro ein bis zwei Stunden immer nur eine Ladung Gallensäure übrig. Wenn also etwas Fettiges im Dünndarm vorbeischwimmt, schüttet sie alles, was sie hat, aus. Wenn dann eine halbe Stunde später wieder etwas Fettiges kommt, ist sie überfordert. Sie kann das nicht richtig verdauen, sondern muss erst mal ihre Reserven wieder auffüllen.

Im nächsten Dünndarmabschnitt werden Nährstoffe wie Zucker, Aminosäuren und Fettsäuren sowie Vitamine und Elektrolyte ins Blut aufgenommen. Außerdem wird eine große Menge Wasser aus dem Nahrungsbrei herausgeholt, nämlich bis zu neun Liter. Davon sind ein Liter verschluckter Speichel, 1,5 Liter Magensaft, drei Liter Drüsensekret und drei Liter Bauchspeicheldrüsen- und Gallenflüssigkeit.

Im Dünndarm fangen bereits einige Zellen an, einen Schleim zu produzieren, der die Darmoberfläche überzieht. Diese Schleimschicht ist nicht nur wichtig für den Schutz der Darmwand, sondern verlangsamt auch die Resorption von Zucker.

Das, was im Dünndarm übrig bleibt, ist der Kot, der im optimalen Fall braun und relativ fest sein sollte. Interessanterweise besteht der ausgeschiedene Kot bis zu einem Drittel aus deinen kleinen Helfern, den Darmbakterien. Das ist ein bisschen wie bei den Wespen, die sterben, sobald sie gestochen haben. Deine Darmbakterien empfangen dein Essen im Dickdarm, ein Teil von ihnen begleitet das Essen dann den ganzen Weg bis zum Ende und wird nach getaner Arbeit einfach mit ausgeschieden.

Pflanzenfasern machen ein weiteres Drittel der Kotmenge aus, was jedoch davon abhängt, wie viel Gemüse und Obst du isst.[21] Je weniger Nahrungsmittel mit Pflanzenfasern (= Gemüse, Körner, Obst usw.) du isst, desto geringer ist die Kotmenge, die du ausscheidest. Ausreichend Stuhlgang ist also ein gutes Zeichen.

Die Pflanzenfasern haben mehrere Funktionen. Sie unterstützen die Bewegung im Darm, binden zum Teil Giftstoffe und befördern sie aus dem Körper hinaus. Einige Pflanzenfasern dienen den gesunden Darmbakterien auch als Nährboden für kurzkettige Fettsäuren (KFS).

Die KFS werden uns in diesem Buch noch ein paarmal begegnen, denn sie haben viele wichtige Funktionen. Es gibt gute und schlechte KFS, die im Darm unterschiedliche Dinge anstellen. Die Hauptaufgabe der guten: Sie kleiden den Darm zusätzlich mit einer Gelschicht aus, schützen dadurch die Darmwand und sorgen dafür, dass Zucker nicht zu schnell aufgenommen wird.

Jetzt fehlt in unserer Kotmengenrechnung noch ein Drittel: es besteht aus »Abfallstoffen« des Körpers, wie Cholesterin, oder Dingen, die du zu dir genommen hast, dein Körper aber nicht verwerten konnte, etwa Medikamentenreste.[22]

Eine Stunde nach Ende der Verdauungsphase fängt der Dünndarm an, sich zu reinigen. Dies kannst du an den typischen Gurgelgeräuschen erkennen, die man häufig für Magenknurren hält.[20] Dies ist auf keinen Fall ein Zeichen dafür, dass du Hunger hast und wieder etwas essen solltest. Der Dünndarm ist wie eine Katze, die sich nach dem Essen erst einmal ausgiebig putzt und dabei ungern gestört wird. Es ist jetzt sehr wichtig, dem Dünndarm Zeit und Ruhe zu geben. Erneutes Essen würde den Reinigungsvorgang unterbrechen.

Noch besser wäre es, dem Darm immer wieder einmal mehrere Stunden Ruhe, sprich nichts zu essen, zu geben, damit er sich nicht nur gut reinigen, sondern auch erholen kann. Dafür ist das sogenannte intermittierende Fasten besonders gut geeignet, also wenn du einfach mal eine (Zwischen-)Mahlzeit weglässt bzw. zwischen den Mahlzeiten längere Pausen einhältst.

Bei Menschen mit einer sehr schnellen Verdauung dauert der Weg von der Nahrungsaufnahme bis zum Toilettengang mitunter nur acht Stunden. Langsamere »Verdauer« können bis zu drei oder vier Tage brauchen. Das hat verschiedene Gründe:

- Oft sind die langsamen Verdauer sehr gestresste Menschen – denn wenn die Stressachse im Gehirn immer aktiv ist, wird der Parasympathikusnerv, der für die Verdauung zuständig ist, inaktiver und kann sich nicht mehr so gut um den Darm kümmern.
- Ein weiterer Grund für eine träge Verdauung kann mangelnde Bewegung sein. Wenn du beispielsweise eine überwiegend sitzende Tätigkeit ausübst und dich auch außerhalb der Arbeit nur wenig bewegst, geht dein Darm auch einer sitzenden Tätigkeit nach und bewegt sich weniger ... Dadurch wird die Darmperistaltik, also die Bewegung, die den Kot weitertransportiert, langsamer und der Kot bleibt länger im Darm.
- Faktor Nummer drei ist natürlich die Ernährung. Dein Darm freut sich vor allem über einen hohen Anteil an Pflanzenfasern (Obst, Gemüse, Getreide), die Darmbewegung wird dadurch deutlich angeregt. Einmal pro Tag solltest du schon groß auf die Toilette müssen.

Kochen oder nicht?

Der Kochvorgang hat uns seit der Entdeckung des Feuers ein gewisses Extra an Energie geschenkt, indem er unserem System Verdauungsenergie erspart und uns vor Parasiten und anderen unangenehmen Dingen schützt. Vor allem beim Fleischverzehr hilft der Kochvorgang, weil die Eiweiße im Fleisch vorbearbeitet werden.

Vielleicht hast du schon mal an dir beobachtet, dass du nach einem Sonntagsbraten ganz schön müde wirst. Fleisch zu verdauen, dauert nämlich richtig lang, und dein System braucht dafür ganz schön viel Kraft. Wenn beispielsweise ein Löwe eine schöne große Portion rohes Fleisch gefressen hat, muss er erst mal

13 Stunden ein Nickerchen machen. Giraffen hingegen, die in erster Linie Blätter und Grünzeug fressen, schlafen nur 4,5 Stunden. Es wäre interessant herauszufinden, ob der Löwe auch so lange schliefe, würden ihm seine Steaks gebraten.

Die Rohkost-Theorie hat mit Kochen naturgemäß nicht viel am Hut. Die Rohköstler gehen davon aus, dass der Kochvorgang zu viele Vitamine abtötet. Nach deren Glaubenssatz stirbt alles, was wirklich wichtig ist, über einer Temperatur von 42 Grad ab: Vitamine und Enzyme. Da ist sicherlich etwas dran. Aber, einigen Vitaminen tut Kochen sogar gut. Wissenschaftler haben festgestellt, dass der Körper manche Vitamine aus Gemüse besser oder überhaupt erst verwertet, wenn es gekocht wurde.[23, 24]

Allerdings hat das Kochen einen ganz anderen negativen Effekt: das Essen wird weicher, man muss weniger beißen und kauen. Das heißt, weniger eingespeichelte Nahrung – und auch weniger Esserlebnis. Jeder, der eine Woche lang gefastet und zum Beispiel nur Suppe gegessen hat, weiß, was das heißt. Wir brauchen diesen Biss! Essen muss manchmal einfach auch ein »bisschen« anstrengend sein. Dein Hungertier will richtig beißen, knacken, reiben, zermalmen oder Fleisch vom Knochen reißen.

Essen ist nicht nur der Geschmack, sondern der ganze Prozess! Wenn du weich gekochte Kartoffeln und Karotten vor dir hast, ist dein Hungertier gelangweilt. Es braucht etwas mehr Action. Das ist doch sonst wie Babybrei. Allein deswegen kannst du der Rohkost gerne einen gewissen Stellenwert in der Küche einräumen. Also, her mit knackigen Paprika und Gurken! Du kannst rohe und gekochte Zutaten auch gut miteinander kombinieren. So wie die Asiaten das gerne bei ihren Suppen machen, wo einige Zutaten über 24 Stunden hinweg gekocht, kurz vor dem Essen aber noch frisches Gemüse und Kräuter dazugegeben werden. Dein Hungertier wird happy sein!

GEKOCHTES ESSEN

Die Verwendung von Feuer für die Zubereitung des Essens begann in Europa in der älteren Altsteinzeit vor etwa 600.000 Jahren.[25, 26] Durch das Braten oder Garen wurden die Speisen leichter verdaulich und Parasiten im Fleisch abgetötet. Außerdem veränderte sich das große Mahlgebiss, der Mund wurde kleiner und war dadurch besser zum Artikulieren von Sprache geeignet.[27] Nicht nur die Mundform begünstigte die Ausbildung von Sprache, sondern auch das gemeinsame Kochen und Zusammensitzen. Vor der Entdeckung des Feuers war der Homo erectus in erster Linie allein unterwegs. Er aß die Nahrung dort, wo er sie fand oder erlegte. Es war eine kulturelle Errungenschaft, sich mit anderen zum Essen zu setzen und diese Gemeinschaft zu zelebrieren.

Heute kann man die Tendenz des Allein-Essens wieder vermehrt beobachten. Auch das beiläufige Essen im Gehen oder in der U-Bahn löst eine Struktur auf, welche die abendländische Kultur vor allem in psychosozialer Hinsicht maßgeblich geprägt und nach vorn gebracht hat.[27] Wir essen heute oft ohne Achtsamkeit und schlingen unbewusst in uns hinein. Die Konsequenz: Wir spüren nicht mehr, wann wir satt sind.

Sättigung

Ist dir schon mal aufgefallen, dass du – zumindest solange du in einer gewissen Alltagsroutine drinnen bist –, ein ziemlich konstantes Körpergewicht hast? Okay, vielleicht ist das Gewicht auch leicht steigend. Aber immerhin, ist es nicht komisch, dass man manchmal ganz viel isst und nicht zunimmt oder ganz wenig und dann nicht abnimmt? Da bleibt immer diese eine Zahl auf der Waage, und die ändert sich einfach nicht.

Warum ist das so? Hat sich dein Gehirn insgeheim mit deiner Waage verbündet? Tatsächlich ist an dieser Vermutung etwas dran. Dein Körpergewicht und dein Stoffwechsel werden auf einem ganz bestimmten Level gehalten. Dieser Wert ist ziemlich gut reguliert, und zwar durch dein Hunger- und Sättigungsgefühl.

Wie entstehen diese Gefühle: »Ich habe jetzt genug« oder »Ich brauche mehr!«? Sättigung und Hunger werden durch viele verschiedene Sättigungs- und Hungerhormone reguliert. Das Gefühl, satt zu sein, entsteht im Gehirn, genauer gesagt im Hypothalamus. Dort befinden sich ein Ort für die Sättigung und ein zweiter für Hunger. Beide Orte können nicht gleichzeitig aktiv sein. Du bist also entweder hungrig oder satt. Sättigung oder Hunger setzen ein, wenn alle essrelevanten Reize vom Körper ins Gehirn geschickt, dort verarbeitet und dann mithilfe von Neurotransmittern in ein Sättigungs- oder Hungergefühl umgewandelt werden.

Das Sättigungsgefühl setzt im Durchschnitt etwa 15 Minuten nach Essensbeginn ein. Jemand, der eine gute Selbstwahrnehmung hat, kann ein Sättigungsgefühl schon früher spüren. Wenn du langsamer isst, kannst du also ein bisschen tricksen und die Kalorienmenge bis zum Einsetzen des Sättigungsgefühls gering halten.

Sättigung setzt sich aus zwei Faktoren zusammen. Das erste Sättigungsgefühl entsteht in deinem Magen, nämlich durch die Magendehnung. Der zweite Impuls für Sättigung wird durch die Nahrung selbst ausgelöst. Dazu gibt es viele kleine Chemorezeptoren, also Andockstellen in Leber und Darm, die jeweils auf verschiedene Nahrungsmittelbestandteile spezialisiert sind. Wenn das entsprechende Nahrungsmittel daran andockt, wird der Chemorezeptor aktiviert und leitet diese Information über den Vagusnerv ans Gehirn weiter. Wenn das Gehirn dann irgendwann genug solcher Informationen gesammelt hat, aktiviert es das Sättigungsareal.

Sättigung entsteht allerdings nur, wenn beide Reize aktiviert werden: der Dehnungsreiz sowie der durch Nahrungsbestandteile aktivierte Reiz der Chemorezeptoren. Wenn du nun zum Beispiel ganz viel kalorienarme Flüssigkeit trinkst, dehnt sich der Magen zwar aus, aber an den Chemorezeptoren dockt nichts an. Dadurch entsteht keine Sättigung.

Das Gleiche gilt auch andersherum: Wenn du eine kleine Menge hochkalorischer Nahrung zu dir nimmst, also einen Schokoriegel oder eine Handvoll Nüsse, werden zwar die Chemorezeptoren aktiviert, aber der Dehnungsreiz nicht. Es entsteht ebenfalls keine richtige Sättigung und du isst mehr, als du eigentlich brauchst. Deswegen sind viele kleine Snacks zwischendurch ein schwerwiegender Grund für die Entstehung von Übergewicht. Also: Lieber zwei bis drei große sättigende Mahlzeiten pro Tag essen als viele kleine Snacks zwischendurch.

Das Gehirn wird einerseits über die Nervenbahnen des Vagusnervs und andererseits über die Hormone über das Essen informiert. Diese Hormone werden mit einsetzender Verdauung im Darm produziert und gelangen durch das Blut ins Gehirn. Die wichtigsten Hormone, die das am besten können, sind Insulin, Cholecystokinin und Leptin.

Es gibt verschiedene Qualitätsstufen bei der Sättigung. Wenn nur ein Hormon einen Sättigungsreiz auslöst, ist das weniger befriedigend, als wenn mehrere Hormone das Gehirn aktivieren. Die verschiedenen Hormone werden durch unterschiedliche Bestandteile im Essen aktiviert. Wenn also viele Hormone im Gehirn ankommen, dann weiß es, dass auch wirklich von allem etwas dabei war: Kohlenhydrate, Fette, Eiweiße. Es produziert dann entsprechend viele appetitzügelnde Substanzen, wie Serotonin, Noradrenalin und Dopamin, und du fühlst dich besonders wohlig satt.

Durch diese Neurotransmitter wird übrigens nicht nur der Appetit gehemmt, sondern auch der Grundumsatz deines Stoffwechsels gesteigert. Wenn du rundum satt bist, fährt also auch dein Stoffwechsel hoch. Ist das nicht praktisch!

Leptin ist das wichtigste und am meisten diskutierte Sättigungshormon. Es hat viele Funktionen, vom Einfluss auf den Blutdruck und die Knochendichte bis hin zum weiblichen Zyklus. Für uns am interessantesten ist die Tatsache, dass es den Appetit reguliert. Aktiviert wird es durch den beginnenden Fettstoffwechsel. Genau genommen – und das ist spannend – wird es von den Fettzellen selbst produziert, und zwar permanent. Je höher die gespeicherten Fettreserven, desto höher die Leptinkonzentration im Blut und desto stärker und länger anhaltend ist das Sättigungsgefühl. Denn Leptin ist spezialisiert auf langfristige Sättigung. Dadurch verlängert es den Abstand zwischen deinen Mahlzeiten und reduziert sogar die Menge an Nahrung, die du aufnimmst.

LEPTIN

Leptin wirkt auf zwei Wegen: Es dockt im Hypothalamus bei zwei verschiedenen Neuronentypen an. Die erste Neuronengruppe produziert das Protein und Prohormon POMC (Proopiomelanocortin), das appetitzügelnd wirkt. Diese Neuronengruppe wird übrigens auch durch Kokain oder Amphetamin aktiviert. Die zweite Neuronengruppe produziert den Appetitanreger Neuropeptid Y (NPY), solange kein Leptin angedockt ist. Erhöht sich die Leptinkonzentration, wird die NPY-Produktion gehemmt und du fühlst dich satt.

Jetzt müsste man eigentlich davon ausgehen, dass Menschen mit vielen Fettspeichern eine besonders hohe Leptinkonzentration im Blut und dadurch wenig Hunger haben, aber das ist leider nicht der Fall. Übergewichtige leiden sogar meist unter einem Leptinmangel. Warum? Die Fettzellen signalisieren durch die Leptin-Produktion, dass sie genug Fett abbekommen haben und ihre Energie jetzt gerne für Bewegung bereitstellen würden. Bei schlanken Menschen funktioniert das einwandfrei. Bei Übergewichtigen ist das anders, denn mit der Zeit entwickeln sie Probleme bei der Leptinproduktion. Das kann entweder an der Leptin-Genaktivität oder an den Leptin-Rezeptoren liegen.[28] Die Hauptursache ist mangelnde Bewegung.

Wenn du dich wenig bewegst, dann produzieren deine Fettzellen auch weniger Leptin. Die Fettzellen können dann nicht mehr richtig »Stopp« zu noch mehr Nahrung sagen, auch wenn schon genug Fett in den Zellen gelandet ist. Dann isst und isst Du, aber die Sättigung will nicht einsetzen, weil nicht ausreichend Leptin produziert wird.

Dass Bewegung die Leptinproduktion deutlich verbessert, konnte bei Ratten nachgewiesen werden.[29] Forscher haben dabei schlanke und übergewichtige Ratten in jeweils drei Gruppen aufgeteilt. Die erste Gruppe musste ein Fitnessprogramm absolvieren. Die zweite Gruppe bekam Leptin als Medikament und der dritten wurde beides verordnet – Fitness und Leptin.

Bereits vor der Behandlung konnte man sehen, dass die schlanken Ratten ohnehin die Tendenz hatten, sich mehr zu bewegen als die dicken Ratten, nämlich bis zu achtmal so viel. Und je mehr sie sich bewegten, desto schlanker waren sie. Zusätzlich zur Behandlung bekamen sowohl die dicken als auch die schlanken Ratten kalorienreiche Kost.

Interessanterweise konnten weder das Fitnessprogramm noch die Leptingabe für sich alleine verhindern, dass die übergewichtigen Ratten weiter zunahmen. Das ist insofern erstaunlich, als Leptin bislang als Satt- und somit Schlankmacher galt und das Übergewicht nicht auch noch verstärken sollte.

Nur jene übergewichtigen Ratten, die beides verschrieben bekamen, Fitness und Leptin, konnten ihr Gewicht trotz erhöhter Kalorienaufnahme halten. Die Bewegung war also nötig, damit das Leptin seine Wirkung wieder aufnehmen konnte. Deswegen: Vorsicht bei den verschiedenen Leptin-Präparaten aus dem Internet! Viele Firmen bewerben Leptin als Wundermittel zum schnellen Abnehmen. Mein Tipp: Beweg dich lieber mehr, reduziere die Nahrungsmenge langsam und aktiviere dadurch dein eigenes Leptin.

LANGSAM ODER SCHNELL ABNEHMEN –
WENN DU ES GANZ GENAU WISSEN WILLST

Langsames Abnehmen ist besser als schnelles, und hier spielt das Hormon Leptin eine wichtige Rolle. Viele Menschen, die schnell abnehmen, klagen häufig über unerträglichen Heißhunger. Dieser ist der Hauptgrund, dass eine Diät nach kurzer Zeit wieder abgebrochen wird.

Ein Faktor für dieses Heißhunger-Phänomen ist die Leptin-Neuropeptid-Y(NPY)-Balance. NPY ist ein appetitanregendes Neuropeptid, das im Hypothalamus gebildet wird.[30] Es wird vor allem durch Leptin gehemmt, indem Leptin an den NPY produzierenden Neuronen im Hypothalamus andockt und dadurch die NPY-Produktion blockiert.

Sobald das geschieht, hast du keinen Hunger mehr. Die Leptin-NPY-Balance ist genau abgestimmt und der Hypothalamus weiß genau, wie viel Leptin er braucht, um die NPY Produktion zu reduzieren. Nimmst du sehr schnell ab, dann produzieren deine Fettzellen entsprechend weniger Leptin. Dieses kann die NPY-Neuronen nun nicht mehr blockieren. Dein Hypothalamus denkt, dass er dir ein Hungergefühl machen muss und produziert weiter fleißig NPY.

Beim langsamen Abnehmen hat der Hypothalamus hingegen mehr Zeit, sich an die neue Leptin–NPY-Balance anzupassen. Auch wenn du langsam immer weniger Fettzellen hast, die Leptin produzieren, so reduziert der Hypothalamus gleichzeitig die NPY-Produktion, um die Leptin-NPY-Balance zu halten. Dadurch vermeidest du Heißhunger, bekommst später Hunger und wirst früher satt.

Menschen, die zu viel essen, beeinflussen auf Dauer ihre Leptin-NPY-Balance in die andere Richtung. Der Hypothalamus denkt, dass das Pensum normal sei, und passt die Leptin-NPY-Balance an die größere Essmenge an. Das kann bei entsprechenden Portionen bis hin zu einer Leptin-Resistenz führen. Dann hast du kaum noch ein Sättigungsgefühl, ständig Hunger und nimmst immer weiter zu.

Leptin ist zwar eines der populärsten Sättigungshormone, aber es gibt noch ein paar andere. Insulin beispielsweise. Es ist nicht nur das viel gefürchtete Fettspeicherhormon, das Zucker in die Fettzellen schleust, sondern es hat tatsächlich auch eine sättigende Wirkung.

Sobald du Kohlenhydrate isst und die Glukose ins Blut gelangt, fängt die Bauchspeicheldrüse sofort an, Insulin zu produzieren. Insulin wirkt dann in deinem Gehirn und aktiviert das Sättigungszentrum. Kompliziert wird es nur, wenn Insulin durch schnell verwertbare Kohlenhydrate so stark ansteigt, dass es den Blutzucker so schnell abbaut, dass die Zuckersensoren im Gehirn Alarm schlagen und das Hungertier aktivieren. Dann muss Insulin mit seiner sättigenden Wirkung zurückstehen – das Hungertier hat Ausgang und sucht etwas, was den Blutzucker schnell wieder hochbringt.

Ein weiteres Sättigungshormon, Gastrin, wird durch eiweißreiche Nahrung aktiviert, aber auch durch Alkohol, Koffein und Nikotin – der Grund, warum viele Menschen nach dem Essen oft Lust auf einen Verdauungsschnaps, Kaffee oder eine Zigarette haben. Sie wollen dadurch dieses Sättigungsgefühl bekommen. Und Leute, die nicht auf ihr Dessert nach dem Essen verzichten können, möchten das Sättigungshormon Amylin aktivieren, das durch Süßes angeregt wird. Jene, die sich nach dem Essen gerne eine Käseplatte kommen lassen, aktivieren das Sättigungshormon Cholecystokinin, dessen Produktion durch Fett- und Aminosäuren angekurbelt wird.

Oxytocin ist ebenfalls ein Sättigungshormon. Aber es ist ein bisschen anders als die anderen. Es entsteht nämlich nicht durch Essen, sondern vor allem bei körperlicher Berührung, etwa wenn eine Mutter ihr Kind stillt, beim Kuscheln, beim Sex und überhaupt immer, wenn wir angenehm auf der Haut berührt werden. Noch schöner an diesem ohnehin so entspannend wirkenden Hormon ist, dass es auch den Appetit hemmt.[31] Tipp: Schnapp dir deinen Partner oder geh zur Massage oder lass dir ein schönes

Bad ein, was immer du willst. Hauptsache, du produzierst fleißig Oxytocin.

Die Sättigungshormone geben dir ein zufriedenes, entspanntes Gefühl. Und das ist wichtig für deine Verdauung. Wenn du entspannt bist, ist nämlich dein Parasympathikus aktiv und dadurch auch dein Vagusnerv (der wichtigste Nerv des Parasympathikus). Der Vagusnerv kümmert sich mit aller Aufmerksamkeit um deinen Darm. Aus diesem Grund sind Kaffee oder Alkohol nicht unbedingt ratsam nach einem ausgiebigen Mahl, denn das aktiviert wiederum den Sympathikus und schaltet den Vagusnerv aus.

Statt gegen die Entspannung anzukämpfen, solltest du ihr lieber nachgeben und kurz die Beine hochlegen oder aber dich in Bewegung setzen zu einem gemütlichen Verdauungsspaziergang.

Bist du nach dem Essen müde und schlapp, ist das ein Zeichen für zu viel oder unpassende Nahrung. Entspanntheit fühlt sich angenehm, wohlig und leicht an, Trägheit energielos und schwer – beobachte mal genau bei dir, ob du nach dem Essen einen Unterschied bemerkst.

Die Darmbakterien wollen beim Sättigungsgefühl natürlich auch ein Wörtchen mitreden. Sie sondern verschiedene Stoffe ab, die der Vagusnerv erkennt, übersetzt und ans Gehirn weiterleitet. Das können ganz unterschiedliche Infos sein: »Mehr Kohlenhydrate!« oder »Wir haben schon genug Fett!«. Die Darmbakterien haben noch eine weitere Fähigkeit, sie produzieren kurzkettige Fettsäuren (KFS).[32]

Die guten KFS, wie Acetat, Butyrat, Laktat und Propionat, kleiden die Darmwand aus und schützen sie. Sie können aber auch teilweise durch die Darmwand hindurch ins Blutsystem gelangen, dort die Neurotransmitterproduktion regulieren und damit dein Hunger- oder Sättigungsgefühl beeinflussen.[33]

Wenn du zu viel Fettiges isst, entsteht zu viel von einer dieser KFS, nämlich Acetat, und diese aktiviert das Hungerhormon Ghrelin.[34] Viel fettiges Essen führt somit zu einer vergrößerten Lust auf Fettiges und du isst mehr davon, als du eigentlich brauchst. Wenn du dich hingegen ausgewogen ernährst, dann entstehen eher die KFS, die Sättigungshormone aktivieren, und du wirst schneller satt.[35]

Appetit

Bei Hunger schüttet das Hungerzentrum im Gehirn »Hungerhormone« aus. Interessanterweise kommen viele dieser hungeraktivierenden Signale aus den Fettzellen. Als ob sich die Fettzellen verteidigen wollen und um ihre Daseinsberechtigung kämpfen. Wenn die Fettzellen nämlich Fett abgeben müssen, werden bestimmte Hormone ausgeschüttet, die das Hungerzentrum aktivieren, und du bekommst richtig Hunger.

Vor allem in Kombination mit dem Hormon Orexin wird der Hunger gefährlich, denn Orexin macht wach und bringt dich in den Such- und Jagdmodus. Orexin ist zwar primär im Schlaf-Wach-Rhythmus involviert, aber es weckt auch deinen Appetit. Es gibt dir ein euphorisches Gefühl, wenn du dich auf die Suche nach Dingen machst, es belohnt dein Ess-Such-Verhalten.[36, 37] Orexin scheint also einer der Aktivatoren zu sein, die dein Hungertier auf die Fährte schicken.

OREXIN

Was führt zur Produktion von Orexin? Dein Gehirn kann im Hypothalamus die Blutzuckerkonzentration mithilfe von spezialisierten Neuronen sehr exakt messen. Diese Neuronen haben gleichzeitig auch die Fähigkeit, Orexin zu produzieren. Und zwar, wenn der Blutzuckerspiegel zu niedrig ist. Dann entsteht dieses agitierte, hyperaktive, wache Gefühl und die Suche nach Essbarem beginnt.

Dieses Gefühl kennst du vor allem aus den Momenten, wenn du wie ferngesteuert zum Kühlschrank läufst. Sobald der Glukosespiegel wieder steigt, messen die Orexin-produzierenden Neuronen dies im Hypothalamus und stellen die Orexinproduktion ein.

Je schneller der Glukosespiegel steigt, desto schneller wird die Orexinproduktion gehemmt. Das erklärt auch die Suche nach schnellen Energielieferanten, wie Süßes und alles mit kurzkettigen Kohlenhydraten. Fettige und proteinreiche Nahrung braucht länger, um Orexin zu hemmen.

Das Hungergefühl kann auch noch durch verschiedene andere Faktoren beeinflusst werden. Je größer das Nahrungsangebot, etwa bei Büfetts oder Kingsize-Portionen, desto mehr isst du. Die Neigung, »aufzuessen«, beeinflusst uns Menschen so sehr, dass wir bei großen Portionsgrößen bis zu dreimal mehr essen, als wir eigentlich bräuchten! Forscher haben das in verschiedenen Experimenten aufgezeigt. Beispielsweise, indem sie einen Suppenteller so manipulierten, dass man ihn vom Esser unbemerkt von unten mit Suppe nachfüllen konnte. Die Probanden aßen im Durchschnitt 73 Prozent mehr als jene, deren Suppenteller nicht nachfüllbar war. Das ist eine ganz schöne Menge.

▶ **TIPP**
Versuche einmal, dir zu Hause beim Essen kleinere Portionen auszuteilen und nur dann nachzunehmen, wenn du wirklich noch nicht satt und zufrieden bist. In Restaurants kannst du die Portionsgrößen am wenigsten bestimmen. Dort musst du lernen, Reste auch mal liegen zu lassen, wenn du satt bist. Solltest du dabei ein schlechtes Gewissen haben oder ist es dir leid um das Essen, kannst du es dir auch einpacken lassen (»Doggybag«) und später verzehren.

ÜBUNG 2: HUNGER ODER LUST

Erst wenn du wieder regelmäßig richtigen Hunger verspürst, kannst du den Unterschied zwischen Lustessen und Hungeressen erkennen. Eine Möglichkeit dazu bietet das intermittierende Fasten. Sieh es als Training. Dabei wird nur in einem Zeitraum von jeweils acht Stunden gegessen, die restlichen 16 Stunden isst du nichts. Du kannst dir aber die Zeit so legen, wie es dir am besten passt.

Probiere das einmal eine Woche lang aus. Frage dich selbst in dieser Zeit mehrmals pro Tag, ob du gerade wirklich Hunger oder einfach nur Lust auf Essen hast, und spüre den Unterschied. Klebe einen Zettel an den Kühlschrank: »Habe ich gerade physischen Hunger oder Stress-Hunger?« du kannst auch mit der Hunger-Sättigungsskala arbeiten. Die Skala reicht von 0 (= gar kein Hunger, richtig schön satt) bis 10 (= Riesenhunger, das Hungertier ist in voller Fahrt).

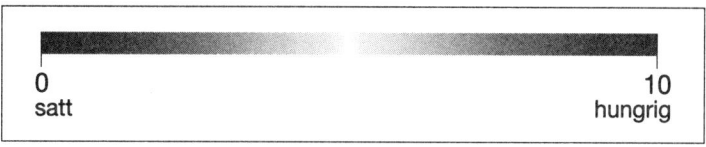

| 0 | 10 |
| satt | hungrig |

Im Lauf des Tages kannst du immer wieder mal innehalten und die Zahl schätzen, die dein Hunger- oder Sättigungsgefühl gerade am besten wiedergibt. Wenn du das noch ausführlicher machen willst, kannst du dir die Skala auch in Form einer Tabelle für eine Woche kostenlos von der Website *www.emotional-mind. com/downloads* herunterladen.

Diese Signale sind wichtig: Hast du zwei Stunden nach einer größeren Mahlzeit schon wieder Hunger, bedeutet das nicht, dass du nichts essen darfst, sondern, dass du zuvor etwas gegessen hast, was den Insulinspiegel zu schnell nach oben getrieben hat. Experimentiere mit verschiedenen Nahrungsmitteln und Mahlzeiten, um irgendwann – wie erwünscht – über mehrere Stunden zufrieden und gesättigt zu sein. Auch das aufkommende Hungergefühl mitsamt der einhergehenden Aktivierung deines Körpers wirst du dann besser spüren können.

Verdauungsprobleme

Welche Verdauungsschritte können Probleme bereiten und zu Übergewicht führen? Was läuft möglicherweise falsch bei Menschen, die ein wenig zu viel auf die Waage bringen? Das Erste, was du falsch machen kannst, ist das Kauen. Zerkleinerst du die Nahrungsmittel im Mund nicht richtig, schluckst du zu große Brocken runter. Diese landen im Magen, wo sie weder richtig zerlegt noch entsprechend durch die Magensäure desinfiziert und denaturiert (verarbeitet) werden.

Auch der Dünndarm kann diese Brocken nicht richtig aufschlüsseln. Nicht zuletzt haben die guten Darmbakterien im Dickdarm ihre lieben Nöte damit, sie können nur gut vorbereiteten Nahrungsbrei verwerten. Deswegen kommen nun andere Bakterien zum Zug, sogenannte Fäulnisbakterien. Diese freuen sich und fangen an, so lange auf die Nahrungsbrocken einzuwirken, bis sie verfaulen – um doch noch irgendwie verarbeitet zu werden.

Ist das nicht gut? Leider nein, denn der Fäulnisprozess ist ein Zersetzungsprozess, bei dem giftige, übel riechende Stoffe entstehen. Du merkst dies, wenn du Blähungen hast. Im Darm herrschen optimale Verhältnisse für Gärung und Fäulnis: es ist warm, feucht und die Darmwand sorgt für eine regelmäßige Bewegung. Je nachdem, wie schnell deine Verdauung ist, bleiben den Fäulnisbakterien 60 bis 120 Stunden Zeit für einen ausgiebigen Gärungsprozess.

Hier entstehen nun Gase und Fuselalkohole, die mühelos über die Darmwand in den Organismus diffundieren (eindringen). Da diese Stoffe teilweise toxisch sind, müssen sie vom Körper umgehend unschädlich gemacht werden. Zuerst muss die Leber herhalten, denn sie ist das zentrale Entgiftungsorgan. Da die schädlichen Stoffe meist sauer sind (pH-Wert < 7), braucht der Körper Basen, um sie zu neutralisieren und dann über den Darm oder die Nieren wieder auszuscheiden.

Basen sind heutzutage häufig Mangelware, weil unsere Ernährung eher von säurebildenden Lebensmitteln bestimmt wird (Fleisch, tierische Eiweiße, Zucker). Der Körper kann die schädlichen Stoffe irgendwann nicht mehr ausreichend neutralisieren und somit auch nicht ausscheiden. Was macht er also damit? Er lagert sie ein – im Fettgewebe.

▶ **TIPP**
Ich empfehle dir, viele basische Lebensmittel in deine Ernährung aufzunehmen (z. B. Gemüse, Kartoffeln) und diese ausgiebig zu kauen. Aber es gibt auch Basenfasten und Basenbäder (in jeder Apotheke erhältlich), womit man über die Haut (unser größtes Organ) den Basenhaushalt beeinflussen kann. Wie ungünstig raffinierter Zucker und industriell verarbeitete Nahrungsmittel für die Gesundheit sind und wie sehr sie deinen Körper übersäuern, muss ich wohl nicht mehr extra erwähnen.

Basenreiche Nahrungsmittel:
Gemüse: Spinat, Karotten, Sellerie, Blumenkohl,
Wirsing, Erbsen, Tomaten, Rüben
Dunkle Blattsalate
Bohnen
Kartoffeln
Obst (in Maßen): Bananen

Die guten Darmbakterien fermentieren das Essen. Bei einer Fermentation wird der Nahrungsbrei umgewandelt und es entstehen für den Körper und den Stoffwechsel förderliche Stoffe und sogar keimtötende Substanzen.

Wir nutzen die Fähigkeit von Bakterien, Essen zu fermentieren, schon seit langer Zeit. Dabei zersetzen die Bakterien schwer Verdauliches und sparen dem Körper kostbare Energie. Vor allem die Milchsäurebakterien gehören zu den Fermentierern.

Durch Milchsäurebakterien fermentiertes Sauerkraut ist zum Beispiel viel bekömmlicher und hat zudem mehr Vitamine als seine Rohform, der Weißkohl. Auch der durch Milchsäurebakterien fermentierte Natursauerteig ist bekömmlicher als mit Hefegärung gebackenes Brot. Leider werden fermentierte Nahrungsmittel von der Industrie inzwischen nur noch mit wenigen Bakterienstämmen hergestellt. Und diese wenigen werden dann oft beim Haltbarkeitsprozess abgetötet. Dabei geht natürlich auch die Wirkung der guten Bakterien verloren.

Frisches Sauerkraut oder Brot aus Natursauerteig kauft man am besten im Reformhaus. Oder du stellst es selbst her, das ist gar nicht so schwer. Hier gleich eine Anleitung dazu:

REZEPT: NATURSAUERTEIG

75 g Dinkel- oder Roggenmehl und 75 ml lauwarmes Wasser in ein Einmachglas (1,5 l) geben und mit einem Holzlöffel umrühren. Nicht wundern, der Teig ist leicht flüssig. Nimm die Gummidichtung vom Einmachglas ab und klappe den Deckel zu, ohne ihn fest zu verschließen. Stell den Teig an einen warmen Ort (25–35 °C).

Nach 12 Stunden einmal mit dem Holzlöffel durchrühren und weitere 12 Stunden ruhen lassen. 24 Stunden also, nachdem du den Teig angesetzt hast (= Tag 2), gibst du wiederum 75 g Mehl und 75 ml lauwarmes Wasser dazu, rührst gut um und lässt den Teig erneut 24 Stunden stehen. Das Gleiche wiederholst du an Tag 3 und 4.

Mit der Zeit wird der Sauerteig seinem Namen gerecht und entwickelt einen säuerlichen Geruch. Am fünften Tag ist der Sauerteig fertig und du kannst daraus Brot machen. Nimm dazu 400 g vom Sauerteig. Den Rest kannst du als Basiskultur mit locker aufgesetztem Deckel in ein kleines Einmachglas füllen und für spätere Teige (für maximal eine Woche) im Kühlschrank stehen lassen. In manchen ländlichen Haushalten wird diese Basiskultur des Sauerteigs mit großer Vorsicht behandelt und von Generation zu Generation weitervererbt.

Zu den 400 g Sauerteig kannst du nun 600 g Mehl und ca. 350 ml lauwarmes Wasser hinzufügen, ebenso nach Belieben Körner und Nüsse. Eine Prise Salz und Brotgewürze (z. B. Anis, Fenchel, Kümmel, Koriander, Bockshornklee) nicht vergessen und alles kräftig verrühren. Sobald der Teig nicht mehr klebt, knete ihn für ein paar Minuten mit den Händen. Forme einen Brotlaib und lass ihn im warmen Backofen bei 35 °C rund eine Stunde gehen (Backofen auf 50 °C vorheizen, ausschalten und Brotlaib hineingeben). Danach nimmst du den Laib wieder heraus, heizt den Ofen auf 175 °C hoch und stellst eine Auflaufform mit Wasser unten in den Backofen (für eine schöne Brotkruste). Ritze den Brotlaib an einigen Stellen quer ein, stelle ihn in den Ofen und backe ihn 45 Minuten.

Die Industrie setzt bei den meisten Backerzeugnissen immer mehr auf Hefe, leider. Hefe ist ein Pilz, der schnell und leicht gärt. Allerdings ist die Hefe deiner Verdauung nicht besonders zuträglich, und zu viele Hefepilze im Körper haben einen negativen Effekt auf deinen Stoffwechsel. Anders verhält es sich mit den Milchsäurebakterien. Sie führen zu einer besseren Verdaulichkeit von Vollkorn im Brot, insbesondere von Roggen. Nährwertbestimmende Substanzen bleiben erhalten und die Säure im Brot, die durch Milchsäure und Essigsäure entsteht, steigert die Haltbarkeit, weil sich nicht so leicht Schimmel bildet. Die Milchsäurebakterien gehören zu den guten Bakterien, die auch dafür sorgen können, dass Fäulnisbakterien verdrängt werden. Außerdem kann dein Körper die Milch- und Essigsäure viel besser abbauen als die Fuselalkohole, die bei Hefegärung entstehen.

Hefepilze und Fäulnisbakterien entstehen nicht nur durch den Verzehr von industriell gefertigtem Brot, sondern auch durch einen zu hohen Zuckerkonsum.

Maximilian Ledochowski, Ernährungsmediziner und Dozent an der Uniklinik Innsbruck, geht davon aus, dass der Fäulnisprozess dadurch entsteht, dass wir unserem System zu viel Nahrung und vor allem zu viel Zucker zuführen. Dadurch passiert ein gewisser Teil der Nahrung unverarbeitet den Dünndarm und wird im Dickdarm durch Fäulnis weiter aufgeschlüsselt.

Optimal wäre es, wenn wir nur so viel essen, wie der Dünndarm verarbeiten kann. Die Nahrungsmittelbestandteile, die im Dünndarm aufgrund zu großer Nahrungsmittelportionen nicht resorbiert werden können, bezeichnet Ledochowski als »Ballaststoffe« (damit sind hier nicht die Pflanzenfasern gemeint). Demnach kann jedes Nahrungsmittel, von dem wir zu viel essen, zum Ballaststoff für den Körper werden, weil es die Kapazität des Dünndarms übersteigt. Die Folge ist die Produktion von giftigen Gasen und Fuselalkoholen, die nicht nur schädlich für die Darmschleimhaut, sondern für das ganze System sind. Immer mehr Fäulnisbakterien siedeln sich an.[38]

Je mehr Fäulnisprozesse im Darm stattfinden, desto mehr entzündliche Prozesse entstehen. Die kleinen Darmzotten bilden sich immer mehr zurück, wichtige Nahrungsbestandteile können nicht mehr aufgenommen werden. Es kommt zu Durchfällen, Schmerzen und Nährstoffmangel. Und wenn dieser zu groß ist, wird das Hungertier aktiviert, um neue Nahrungsquellen aufzutun.

Tipp: Wenn du deinem Darm nach dem Essen mindestens fünf Stunden Zeit gibst, sich zu erholen, oder immer wieder mal eine Mahlzeit weglässt, wird sich deine Darmschleimhaut sehr freuen. Denn sie braucht auch tagsüber mal eine Ruhephase.

Darmbakterien

Bakterien sitzen nicht nur auf der Haut oder im Darm, sie sind überall in und auf deinem Körper. Auf deiner Haut sitzen Milchsäurebakterien, die einen Säurefilm produzieren, um ein möglichst unfreundliches Milieu für andere Bakterien zu schaffen. In deinem Mund sind ebenfalls eine Menge Bakterien: einige entstehen durch ein übersäuertes Milieu, also wenn du zu viel Süßigkeiten gegessen hast, andere sitzen auf deiner Zunge und helfen dir dabei, bestimmte Nahrungsmittel besser zu schmecken.

Anhand einer Zungenbelagsdiagnose kann die chinesische Medizin beispielsweise Rückschlüsse ziehen, ob du gesund bist. Ein dicker weißer Belag deutet auf eine Erkältung oder Magen-Darm-Störung hin. Ein gelblicher Belag weist eher auf eine Störung im Bereich Leber/Galle oder einen Reizdarm hin. Dies sind erste Anzeichen deines Körpers für eine Dysbalance oder organische Probleme.

Wenn wir geboren werden, ist unser Darm steril, er wird erst nach und nach durch die Bakterien der Mutter, der Umwelt und durch die Nahrung besiedelt.[39, 40] Die Menge und Variabilität deiner Darmbakterien ist enorm. Insgesamt haben deine Darmbakterien über 150 Mal mehr Gene als du. Du besitzt also gewissermaßen noch ein zweites Genom (Erbgut), das Mikrobiom. Inzwischen ist es gelungen, die große Anzahl verschiedener Bakterienstämme zu gruppieren, wobei zwei besonders wichtige Bakteriengruppen entdeckt wurden: die Bacteroidetes und die Firmicutes. Bei gesunden schlanken Menschen befinden sich die beiden Gruppen in einem ausgewogenen Verhältnis von 1:1. Das scheint übrigens für alle Darmbakterien zu gelten: In einer bestimmten Menge sind sie für den Körper hilfreich, überschreiten sie jedoch eine gewisse Menge, dann wirken sie plötzlich schädlich. Die Dosis macht das Gift. Schlanke Menschen haben in der Regel eine deutlich größere Vielfalt an Darmbakterien als übergewichtige Menschen.[41]

PROBIOTIKA ODER PRÄBIOTIKA

Als Probiotika werden Nahrungsmittel bezeichnet, die Bakterienstämme enthalten, also Joghurt, Sauerkraut, Kefir oder Apfelessig. Doch so toll Probiotika auch sein mögen, sie versorgen dich primär mit aeroben Bakterien, also mit Darmbakterien, die Sauerstoff benötigen. 99 Prozent der Darmbakterien sind anaerob, und so ungern ich das schreibe – die meisten Bakterien in Probiotika werden sich im Darm nicht ansiedeln können. Es gibt allerdings Präparate, die die wichtigsten Darmbakterien in Pulverform essbar oder trinkbar machen. Dadurch kannst du deine Darmbakterienbesiedlung effektiv unterstützen. Das Gute an Probiotika in Form fermentierter Nahrungsmittel ist jedoch die verbesserte Bekömmlichkeit und die Nährstoffverfügbarkeit.

Präbiotika sind Nahrungsmittel, die das Wachstum gesunder Bakterien im Darm unterstützen. Dazu zählen zum Beispiel Zwiebeln, Schwarzwurzeln, Artischocken, Spargel, Zichorie, Roggen, Weizen, Hafer, Bananen und Äpfel.

Durch vergleichende Bakterienanalyse konnten Forscher herausfinden, dass im Darm von übergewichtigen Menschen andere Darmbakterien leben als bei schlanken Menschen. Einige Studien zeigen eine Abnahme der Bacteroidetes bei Übergewichtigen[42, 43] und im Vergleich dazu eine Zunahme der Firmicutes. Im Darm von Übergewichtigen können bis zu 2000 Mal mehr Firmicutes leben als bei Normalgewichtigen.

Die Eigenschaft der Firmicutes ist, dass sie selbst aus Unverdaubarem, wie Ballaststoffen und Pflanzenfasern, noch Energie herausholen können. Das kann bis zu 200 Kalorien pro Tag mehr sein, als man bei einem ausgeglichenen Bakterienverhältnis zu sich nehmen würde.[44] Das erklärt, warum manche dicke Menschen deutlich weniger zu essen brauchen als andere und trotzdem zunehmen.

In Experimenten wurde beispielsweise die Darmflora von schlanken und dicken Mäusen ausgetauscht. Daraufhin konnte beobachtet werden, dass die dicken Mäuse dünner und die dünnen Mäuse dicker wurden. Die dünnen Mäuse schieden mehr unverdaute Nahrung aus, und zwar aus dem einfachen Grund, weil sie weniger dickmachende Firmicutes-Bakterien in sich hatten.

Das Ungleichgewicht kannst du selbst noch weiter verstärken, wenn du viel Nudeln, Brot aus Weißmehl und Zucker isst, dies lieben die Firmicutes-Bakterien besonders. Was die Bacteroidetes hingegen nicht besonders mögen, sind die steigenden Umweltgifte und zum Beispiel der Gebrauch antimikrobieller Seife. Sicherlich, diese Seife tötet schlechte Bakterien ab, aber sie zerstört auch die guten.

Wenn du die Firmicutes und Bacteroidetes ins Gleichgewicht bringen möchtest, dann solltest du dich also vor allem basisch ernähren, mit viel Gemüse, dich von Umweltgiften fernhalten, indem du eher Bioprodukte kaufst, und dich hin und wieder mit Heilerde oder Chlorella (Grünalge) entgiften. Sauberkeit ist zwar wichtig, aber vielleicht sollten deine Wohnung sowie deine Hände nicht unbedingt sterilisiert werden.

Die Bacteroidetes lieben übrigens Bohnen. Viele haben ein Problem mit Bohnen und können sie nur schlecht verdauen. Das ist ein Zeichen dafür, dass du zu wenig Bacteroidetes hast. Wenn du den Bohnenanteil in deiner Ernährung langsam, aber stetig erhöhst, werden die Verdauungsprobleme mit der Zeit verschwinden. Versuche vorerst einmal, zwei Wochen lang einen Teelöffel Bohnen pro Tag in dein Essen zu integrieren. Dadurch wachsen die Bacteroidetes langsam wieder an und du wirst nach den zwei Wochen Bohnen wieder besser vertragen.

Darmbakterien sind übrigens ziemliche Sensibelchen und brauchen feste Routinen. Sie reagieren sofort darauf, wenn du deine Routinen veränderst. Vor allem dein Schlaf- und Essrhythmus ist ihnen wichtig. Wenn du diese Rhythmen häufig veränderst oder keinen wirklichen Rhythmus hast, kann das ähnlich heftige Effekte auf deine Darmbakterien haben wie eine Antibiotika-Behandlung.[45]

Das unbedingte Ziel ist, Bacteroidetes und Firmicutes im Gleichgewicht zu halten und eine hohe Bakterienvielfalt im Darm heranzuzüchten. Eine große Mehrheit von Studien bestätigt, dass eine proteinreiche Ernährung mit einer hohen Bakterienvielfalt korreliert.[46] Vor allem pflanzliche Erbsen- und Bohnenproteine lassen Darmbakterien wachsen, die viele kurzkettige Fettsäuren (KFS) produzieren.[47] Tierische Eiweiße, wie Fleisch und Eier, sind nicht ganz so hilfreich wie die pflanzlichen Eiweiße. Eine Studie konnte sogar beobachten, dass durch tierische Eiweiße die Artenvielfalt der Darmbakterien sogar eher reduziert wird.[48]

Fetthaltige Ernährung hat ebenso einen Effekt auf die Vielfalt, wobei man zwischen gesättigten (tierische Fette) und ungesättigten Fetten (pflanzliche Fette und Öle) unterscheiden muss. Je mehr tierische Fette du isst, desto geringer wird deine Darmbakterienvielfalt[49] und desto höher deine Chance, Bakterien anzuzüchten, die für die Gewichtszunahme verantwortlich sind.[50]

Bei den Kohlenhydraten unterscheiden die Darmbakterien zwischen den verdaulichen und nicht verdaulichen. Letztere, vor allem die Pflanzenfasern, mögen die schlank machenden Bifidobacteria- und Lactobacilli-Darmbakterien sehr gerne.[51] Dazu müsstest du auch mehr Bohnen, Vollkorn, Gerste, Hafer, Gemüse usw. essen.

Die mediterrane Diät, auch Mittelmeer-Diät genannt, erfüllt übrigens die meisten Kriterien für eine gute Darmflora. Sie ist reich an Gemüse, Nüssen, Olivenöl und Obst, moderat im Genuss von rotem Wein und Fisch und arm an rotem Fleisch und Süßem. Dadurch erhält der Körper gesunde Fettsäuren, Polyphenole (sekundäre Pflanzenstoffe), Antioxidantien, viele Pflanzenfasern und niedrigglykämische Kohlenhydrate.[52] Zwei, maximal drei Mahlzeiten pro Tag, wenig Snacks zwischendurch und viel sportliche Aktivität – und deine kleinen Mitbewohner im Darm werden sehr glücklich sein.[53]

GLYKÄMISCHER INDEX
Der glykämische Index (GI) bezeichnet, wie viel Zucker ein Nahrungsmittel ins Blut abgibt. Weißbrot hat einen höheren glykämischen Index als Haushaltszucker, weil es den Blutzucker stärker ansteigen lässt.
Inzwischen geht man davon aus, dass der GI nicht sehr aussagekräf-
tig ist, was die Entstehung von Übergewicht angeht. Er unterstützt die
Wahl der geeigneten Nahrungsmittel nur bedingt.

Eine höhere Aussagekraft hat die glykämische Last (GL), sie weist auf
den Kohlenhydratanteil eines Lebensmittels hin. Am besten lässt sich
dies anhand von Baguette und Karotten erklären: Beide haben den-
selben glykämischen Index von 70. Allerdings müsstest du 700 g Karotten essen, um 50 g Kohlenhydrate aufzunehmen, während du nur
100 g Baguette essen dürftest, um knapp 50 Gramm Kohlenhydrate
aufzunehmen. Karotten haben also eine niedrigere glykämische Last
als Baguette. Um den Blutzuckerspiegel niedrig zu halten, empfehlen
sich also Nahrungsmittel mit einer niedrigen glykämischen Last. Im Internet findet man zahlreiche Tabellen, welche die glykämische Last der
verschiedenen Nahrungsmittel auflisten.

Ernährungsumstellung – Bakterienumstellung

Liegt dir daran, mehr gute und weniger schlechte Bakterien als
Untermieter zu haben, musst du ihnen ein schönes Zuhause bieten. Der beste Weg dazu ist eine Ernährungsumstellung. Zu Beginn einer solchen können die Bakterien allerdings erst einmal
Probleme bereiten. Die schlechten Bakterien, die sich bei dir eingenistet haben, wollen nämlich nicht einfach sang- und klanglos
verschwinden. Sie kämpfen um ihr Überleben. Dafür haben sie
sich ein paar raffinierte Tricks überlegt. Sie aktivieren und steuern dein Hungertier so, dass es ihnen genau das besorgt, was sie
wollen. Bakterien haben nämlich die Fähigkeit, den Vagusnerv zu
beeinflussen.[54, 55] Sie lassen ihm Informationen zukommen, die
er brav ans Gehirn weitervermittelt, wo dann Hungerhormone
produziert werden.

73

Einer dieser Tricks: die Bakterien produzieren Tyrosin und Tryptophan. Das sind Aminosäuren, die im Gehirn zu Dopamin und Serotonin umgewandelt werden können. Dopamin spielt im »Belohnungszentrum« des Gehirns eine große Rolle und gibt dir das Gefühl, dass du gerade etwas richtig Gutes machst. Serotonin erzeugt ein zufriedenes, angenehmes Gefühl. Deine Darmbakterien haben also einen Schlüssel zu deinem Belohnungszentrum in der Hand, aber auch für den Käfig deines Hungertiers.

Wenn du lange Zeit viel Süßes gegessen hast, dann hast du dir viele Zuckerbakterien herangezüchtet. Wenn die Zuckerliebhaber unter deinen Darmbakterien sich nun durch deine neuen Diätpläne vernachlässigt fühlen, produzieren sie einfach ein paar Stoffe, um Gelüste entstehen zu lassen. Sie fordern Nachschub. Ganz schön fies, die Kleinen.

Aber vielleicht hast du schon mal beobachtet, dass die Lust auf Süßes immer mehr abnimmt, wenn du längere Zeit keinerlei Zucker konsumierst. Dann hat sich die Bakterienflora im Darm verändert, und es gibt weniger Bakterien, die Zucker benötigen.

Der Zuckerentzug kann am Anfang ganz schön schwierig sein, deswegen hier ein paar Tipps.

▶ TIPP: ZUCKERENTZUG

Am besten ist ein »kalter Entzug«, das heißt: keinen Zucker in irgendeiner Form. Also auch kein Obst. Selbst bei Karotten solltest du dich zurückhalten, denn sie haben einen relevanten Zuckergehalt. In industrieller Nahrung ist der Zucker häufig gut versteckt, deswegen am besten auch komplett darauf verzichten. Wenn du schon dabei bist, kannst du auch gleich die Weißmehlprodukte meiden, denn sie werden im Darm so schnell zu Glukose umgewandelt, dass sie fast wie Zucker wirken.

Was dich beim Zuckerentzug unterstützen kann, ist eine gute Vorbereitung, zum Beispiel in Form eines einwöchigen klaren Plans. Darauf stehen Frühstück, Mittag- und Abendessen, sodass du genau weißt, was du brauchst. Schmeiß alle zuckerhaltigen

Produkte, die du noch in deinem Haushalt findest, weg oder verschenk sie. Versuche eine Woche zu wählen, in der du nicht viel Stress hast, aber genug Ablenkung, um nicht auf dumme Gedanken zu kommen.

Wenn möglich, dann buche zwei Termine für Darmeinläufe (Hydro-Colon-Therapie) oder besorg dir ein Klistier. Die Dinger kosten gar nicht viel, und du kannst damit den Darmeinlauf zu Hause machen. Nimm jeden Abend vor dem Schlafengehen Probiotika, also »gesunde« Darmbakterienstämme. Trink in dieser Woche auch viel Wasser oder ungesüßten Tee.

Zuckerentzug kann teilweise ganz schön heftig sein. Es kann im Extremfall zu Zittern, Schwitzen, Übelkeit und Unruhe kommen. Aber nach den ersten zwei bis drei Tagen hast du das in der Regel geschafft. Schau, dass du in deiner zuckerfreien Woche immer irgendwelche gesunden Snacks wie Nüsse oder Gemüse zu Hause hast. Damit wird dein Hungertier nicht aktiviert, um dir beim nächsten Kiosk irgendwelche Zuckerbomben zu besorgen.

Nun solltest du ganz gut gewappnet sein. Erkläre jedem, den Kollegen sowie Familie und Freunden, dass du gerade einen Zuckerentzug machst, und bitte sie um Unterstützung. Vielleicht machen sie sogar selbst mit. Das kann nur von Vorteil sein.

Was beim Aufbau einer gesunden Darmflora auch sehr hilft, sind Pektine. Pektin ist ein löslicher Ballaststoff, der besonders häufig in Äpfeln vorkommt. Manch einer hat als Kind bei Durchfall oder Verdauungsproblemen von der Mutter oder Oma geriebene Äpfel bekommen. Ohne es genau zu wissen, haben unsere Vorfahren in vielen gesundheitlichen Belangen eine gute Intuition gehabt.

Pektine wirken unterstützend auf den Cholesterin- und Fettstoffwechsel, sie regulieren den Blutzuckerspiegel nach kohlenhydratreichem Essen, helfen bei der Bindung von Giften und Schwermetallen und fördern die Blutgerinnung und Wundheilung. Und sie beschleunigen die Gewichtsabnahme.

Die Gewichtsreduktion durch Pektine funktioniert auf mehreren Ebenen: Pektine bilden ein Gel im Nahrungsbrei und binden dadurch Zucker, Fette oder Säuren. Diese Nahrungsmittel werden also weniger resorbiert.[56] Im Dünndarm selbst verdicken Pektine die Gelschicht (Mukosa) ähnlich wie die kurzkettigen Fettsäuren. Die Schicht schützt die Darmwand und bereitet ein gutes Milieu, in dem sich gesunde Darmbakterien gerne aufhalten.[57]

Antibiotika

Nach den bisherigen Ausführungen kannst du dir wahrscheinlich vorstellen, welche Auswirkungen Antibiotika auf dein Essverhalten haben können. Sie töten nicht nur die schlechten Bakterien, sondern auch die guten. Antibiotika sind eine bedeutende Errungenschaft der Medizin. Sie haben schon unzählige Leben gerettet, sollten aber umsichtig verschrieben und nur bei tatsächlichem Bedarf eingesetzt werden, also bei einer bakteriellen Infektion.

Mit den meisten Bakterien hat ein funktionierendes Immunsystem kein Problem. Ist man sich jedoch bei einer schweren Erkältung nicht sicher, ob diese bakteriell oder viral verursacht ist, kann man etwa einen Procalcitonin-Test durchführen lassen. Procalcitonin ist ein Entzündungsmarker im Blut, der auf einen bakteriellen Infekt hinweist. Leider sind viele Ärzte zu schnell mit der Antibiotikum-Vergabe, sodass man als Patient kritisch hinterfragen darf und muss, ob die Einnahme tatsächlich sinnvoll ist.

Um deinen Darm beim Wiederaufbau einer guten Bakterienflora zu unterstützen, kannst du die oben genannten Probiotika einnehmen und/oder eine Zeit lang ganz besonders auf eine kohlenhydratarme, gesunde (präbiotische) Ernährung achten.

Doch Antibiotika gibt es nicht nur auf Rezept. Tagtäglich sind wir einer mehr oder weniger gewollten Bakterienbekämpfung ausgesetzt. Antibiotika werden nämlich auch bei Nutztieren angewendet, besonders bei solchen, die auf engem Raum gehalten werden und wo die Ansteckungsgefahr bei Infektionen groß ist. In Schweden etwa ist die Antibiotikagabe für Masttiere noch einigermaßen kontrolliert, in Spanien sieht die Kontrolle schon ganz anders aus – es gibt nämlich keine. In Deutschland ist die vorbeugende Massenbehandlung mit Antibiotika genauso üblich wie in Spanien. So werden wir nicht nur mit unnötigen Antibiotika belastet (außer man achtet auf gutes Biofleisch), sondern nehmen möglicherweise auch resistente Bakterien zu uns.

Pilze

In deinem Darm befinden sich neben Bakterien auch verschiedene Pilze.[44, 58, 59] Sie sind einfach überall. Du nimmst sie über die Nahrung und über die Luft auf. Einige scheidest du schnell wieder aus, andere sind permanente Mitbewohner. Etwa 0,03 bis 2 Prozent aller Mikroorganismen im Darm sind Pilze. Sie sind bis zu 100 Mal größer als Bakterien, sodass sie vom Volumen her fast schon eine größere Biomasse im Darm ausmachen als Bakterien.

Bislang sind etwa 185 Pilz-Spezies bekannt, vermutlich gibt es unzählige mehr. Viele Pilze haben nur eine kurze Verweildauer im Darm. Einige andere, wie z. B. Saccharomyces, Candida, Cladosporium und Rhodotorula, bleiben haften und bilden dort das sogenannte Mykobiom.[60, 61]

Das klingt, als müssten wir die Pilze wie eine ständige Gefahr in uns sehen. Keineswegs, das Mykobiom hat durchaus einen Nutzen im Darm. Ähnlich wie die Bakterien stellen die Pilze verwertbare Stoffe her, die für deinen Metabolismus (Stoffwechsel) wichtig sind. Rhodotorula kann beispielsweise Fettstoffe und Carotinoide bilden. Saccharomyces scheint sich auf Bier und Brot spezialisiert zu haben. Und Candida entsteht vorzugsweise, wenn du viel Kohlenhydrate und Zucker isst.[62] Das Mykobiom unterstützt die Verdauung, indem es Toxine oder prokarzinogene, also potenziell krebserregende Stoffe aus der Nahrung unschädlich macht.[59]

Über den Zusammenhang zwischen Darmbakterien und Übergewicht gibt es bereits viele Studien und Untersuchungen, über die Verbindung zwischen Übergewicht und der Pilzbesiedelung im Darm jedoch erst sehr wenig.

Pilze und Bakterien scheinen in einer gewissen Symbiose zu leben, denn bei einer Störung der bakteriellen Flora ändert sich häufig auch die Pilzflora.[59] Geraten Mikro- und Mykobiom aus der Balance, dann werden die Pilze ungehalten und fangen an, das Schleimhautepithel des Darms zu schädigen, sie rufen Entzündungen hervor und verstärken chronisch entzündliche Prozesse. Die Pilze können sich vom Darm weiter in andere Körperregionen ausbreiten. Und sie können zur Entstehung von Übergewicht beitragen.[59]

Vergleicht und analysiert man das Mykobiom von übergewichtigen und schlanken Menschen, dann fällt vor allem auf, dass nicht die Menge der Pilze anders ist, sondern – ähnlich wie bei den Bakterien – die Vielzahl der verschiedenen Pilzfamilien. Wo bei gesunden schlanken Menschen vor allem Apergillaceae, Mucoraceae und Mucor wachsen, sind dies bei Übergewichtigen Saccharomyces, Pichia und Penicillium.[63]

Nimmt ein Übergewichtiger ab, dann steigt vor allem der Mucor-Pilzbestand im Darm wieder an. In einer Studie von Mar Rodriguez und Kollegen waren vor allem die Pilze Mucor racemosus und Mucor fuscus Indikatoren für Normalgewicht.[63] Mucor scheint also insgesamt gut für den Darm zu sein – wo bekommt man den her? Mucor racemosus kommt häufig auf Getreidesamen (Weizen, Roggen, Reis), Tomaten, Erdnüssen, Tee und Fleisch vor. Mucor fuscus bekommst Du, wenn du fermentierte Nahrungsmittel zu dir nimmst.

Candida

Candida ist wohl der bekannteste Pilz, und jeder, der schon einmal eine Pilzinfektion hatte, durfte seine Bekanntschaft machen. Bei Übergewicht spielt Candida keine direkte, sondern vielmehr eine indirekte Rolle, weil er an der Entstehung von Diabetes und verschiedenen Darmentzündungen beteiligt ist.[62-65]

Bei einem stärkeren Befall führt der Candida-Pilz zu chronischer Müdigkeit, Stimmungsschwankungen und sehr häufig zum ungeliebten Blähbauch. Dieser entsteht, wenn du zu viel gegessen hast, speziell von einem bestimmten Nahrungsmittel: Zucker. Damit wächst der Pilz besonders gut und produziert fleißig Fuselalkohole und Gase.[66] Candida produziert aber auch Prostaglandine, die zur Entwicklung von Allergien und Entzündungen beitragen.[67] Der Candida-Befall scheint bei zahlreichen Krankheiten erhöht zu sein, etwa bei Morbus Crohn oder Diabetes. 58 Prozent der Raucher haben Candida.[68]

PILZBEKÄMPFUNG

Ein Pilzbefall generell und Candida insbesondere können schwierig zu behandeln sein. Und zwar deshalb, weil es nur wenig antifungale (= wirksam gegen Pilze) Medikamente gibt.[69] Die körpereigene Bekämpfung hängt mit der Fähigkeit deines Immunsystems zusammen, Fremdes von Eigenem zu unterschieden. Außerdem kann der Candida-Pilz seine Form verändern, sodass er vom Immunsystem schwieriger zu erkennen ist. Die Behandlung braucht sehr viel Zeit und konsequente Ernährung.[59] Wenn du Candida etwas schneller loswerden willst, solltest du vor allem Knoblauch, Kokosöl[70], Kurkuma und Kombucha zu dir nehmen.

Parasiten

Wir Europäer haben Parasiten nicht so sehr auf dem Schirm, weil wir davon ausgehen, dass sie nur in den Tropen oder in Dritte-Welt-Ländern vorkommen. Weit gefehlt, es gibt sie auch in unseren Breiten. Forscher gehen davon aus, dass bereits über fünfzig Prozent der Europäer mit Parasiten befallen sind. Nicht nur das, es gibt immer mehr Anzeichen, dass Parasiten einen größeren Einfluss auf unser Essverhalten haben, als wir bislang geahnt haben.

Parasiten sind anders als Bakterien, sie sind mysteriöser. Bakterien sind umfangreich erforscht, wir wissen, dass sie uns guttun und wir ohne sie nicht leben könnten. Wir wissen inzwischen auch, wie wir sie ein wenig zu unseren Gunsten beeinflussen können. Das gibt einem zumindest ein wenig das Gefühl von Kontrolle in den eigenen vier Wänden. Bei den Parasiten wissen wir nicht so genau, ob sie uns Gutes oder Böses wollen. Wir denken eher an Blutsauger und Ausnutzer. Einen Menschen, der einem Energie raubt oder Geld aus der Tasche zieht, bezeichnen wir gern als Parasiten. Also mal schauen, ob wir etwas Licht ins Dunkel bringen können.

Parasiten können unterschiedlich auftreten: als Einzeller, Band- oder Fadenwürmer. Es gibt circa 35 Parasiten, die im Menschen vorkommen können, die meisten befinden sich im Darm. Hat sich der Parasit erst einmal eingenistet, fängt er an, sich munter zu vermehren. Nimmt er überhand, kann es zu Verdauungsbeschwerden, Durchfall oder Blähungen kommen.

Wenn du zu den oben erwähnten fünfzig Prozent gehörst, die von Parasiten befallen sind, hast du einen erhöhten Bedarf an Nahrung und isst mehr, als du brauchst – denn die Parasiten entziehen dir wichtige Mineralien und hochwertige Nährstoffe. Das kann in der Folge zu Übergewicht führen, weil der Parasit alles »abstaubt« und die Kalorien übrig lässt. Wäre zu schön, wenn er sich nur die Kalorien schnappte. Doch dann würde der Parasit selbst übergewichtig werden – vermutlich auch nicht so gut. Die Ausscheidungen der Parasiten sind toxisch und können Entzündungen in der Darmwand auslösen. Es entstehen Gase und dadurch wiederum Blähungen und Blähbauch.

Die Symptome, an denen du erkennen kannst, ob du Parasiten hast, sind leider sehr allgemein, aber dennoch hier angeführt. (Sie lassen nicht immer direkt auf Parasiten schließen, sondern könnten auch durch anderes verursacht sein.)
- Chronische Müdigkeit
- Vergesslichkeit, Verwirrung
- Depression
- Gelüste nach Süßem und Fettigem
- Gelüste nach Brot, Zucker oder Alkohol

- Nach dem Essen immer noch hungrig sein
- Schwer abnehmen können
- Blähungen, Blähbauch, Verstopfung oder Durchfall, die auch abwechselnd auftreten und nie ganz verschwinden
- Reizdarm
- Magenbrennen
- Eisenmangelanämie
- Gelenk-, Rücken-, Muskelschmerzen
- Hautprobleme: Jucken, Brennen, Ausschläge
- Häufige bakterielle oder virale Infektionen oder Erkältungen
- Wiederkehrende Candida-Pilzinfektionen
- Herzrasen
- Schlaflosigkeit
- Zähneknirschen während des Schlafens

So viel zur dunklen Seite der Parasiten. Es gibt erst sehr wenige Studien, wie Parasiten sich auf unsere Gesundheit und Verdauung auswirken. Eine interessante Studie zeigt auf, dass Parasiten auch unsere Emotionen beeinflussen könnten, erstaunliche Erkenntnisse sind dabei zu Tage gekommen: Es gibt beispielsweise einen Darmparasiten, Toxoplasma gondii, der die Blut-Hirn-Schranke überqueren kann und das Gehirn direkt beeinflusst.

Dieser Parasit lebt normalerweise im Darm von Katzen. Die Eier werden ausgeschieden, und Mäuse nehmen sie über ihre Nahrung auf. Dort entwickeln sich Larven, die ins Gehirn der Mäuse wandern und das Angstzentrum ausschalten. Die Maus fürchtet sich nun weniger vor Katzen und wird dadurch eine leichtere Beute. Das genau bezweckt der Parasit, denn er will zurück in den Darm der Katze, um sich dort wiederum vermehren zu können. Und jetzt kommt der Hammer: dieser Parasit kann auch im Menschen leben.

Der Prager Parasitologe Jaroslav Flegr beobachtete ähnliche Veränderungen an sich, nachdem er sich unwissentlich bei seinen Forschungen mit diesem Parasiten infiziert hatte. Er wurde leichtsinniger, und kurz darauf bestätigte eine Blutuntersuchung den Befall durch den Toxoplasma-gondii-Parasiten.

Der Parasit verändert den Hirnstoffwechsel, insbesondere den Dopaminkreislauf. Dopamin ist der Belohnungsneurotransmitter, und dieser ist etwa bei Depressiven reduziert. Frauen mit Depressionen und Angststörungen haben diesen Parasiten signifikant häufiger als gesunde Frauen.[71] Es scheint auch einen Zusammenhang mit einem Toxoplasma-Befall und Suizid zu geben.[72] Bei Männern erhöht er die hormonelle Testosteron-Produktion.[73]

Jaroslav Flegr vermutet sogar, dass der Parasit mitverantwortlich für Autounfälle ist. Die Betroffenen werden aggressiver und risikofreudiger. Auch ein Zusammenhang mit Schizophrenie liegt nahe, da der Parasit in den Tryptophan-Haushalt und in das Immunsystem eingreift.[74]

In der Regel merken Betroffene nicht, dass sie mit dem Parasiten infiziert sind, weil die Symptome nicht offenkundig zum Ausdruck kommen, und leider gibt es noch kein Mittel, um den Parasiten restlos aus dem Körper herauszubekommen. Du sollst jetzt keine Angst haben, dass dich der Parasit beim nächsten Ausflug gegen einen Baum fahren lässt. Aber es ist doch erstaunlich, auf welche Art und Weise wir Menschen anscheinend manipulierbar sind, ohne es auch nur zu ahnen.

Die meisten Darmparasiten sind – zumindest nach aktuellen Erkenntnissen – eher harmlos. Dennoch sind sie meist ungebetene Gäste. Von einigen Seiten hört man, dass Parasiten auch Gutes tun und uns beispielsweise vor Schwermetallen oder Giftstoffen schützen. Das kann ja sein. Aber wahrscheinlich wäre es besser, alternativ zu entgiften (zum Beispiel mit Heilerde oder Spirulina-Algen).

PARASITENKUR

Viele Parasiten können mithilfe einer Parasitenkur beseitigt werden. Die klassische naturheilkundliche Parasitenkur besteht aus Wermut, Walnuss-Tinktur und Gewürznelken. Darüber hinaus helfen Enzian, Bärlauch und Ingwer. Parasiten mögen außerdem keine Bitterstoffe, wie sie in Pflanzen wie Löwenzahn, Schafgarbe, Fenchel, Kümmel, Enzian, Brennnessel oder Wacholder vorkommen. Ebenso wenig mögen sie Knoblauch, Kürbiskerne, rohen Kohl, Kokosöl, Granatapfelkerne, Blaubeeren oder Papayakerne. Um die Toxine, die beim Absterben der Parasiten entstehen, abzufangen, helfen die Einnahme von Zeolith (Mineralerde) oder Heilerde und regelmäßige Hydro-Colon-Therapien, also Darmeinläufe.

Die Darm-Hirn-Achse

Wie du siehst, ist in deinem Darm richtig was los. Aber der Darm ist nicht erst seit dem Erfolgsbuch »Darm mit Charme« von Giulia Enders so populär. Tatsächlich spielten der Darm und die darmgerechte Ernährung schon immer eine große Rolle in der Medizin, und es gibt Tausende von Studien, Veröffentlichungen und Forschungen dazu. Allgemeiner Tenor der Ärzte war bereits im 19. Jahrhundert: Gesund bleibt, wer wenig und naturbelassen isst. Auch das Bewusstsein, dass unsere Emotionen irgendwie mit dem Darm zu tun haben, galt damals schon als Fakt. Nur wusste man noch nicht, wie das genau funktionieren sollte.

Wie also ist das Gehirn in der Lage, den Darm zu beeinflussen? Wie wirkt der Darm auf das »Hungertier«? Wie löst er Heißhunger aus? Und welche Rolle spielen die Darmbakterien?

Die Bakterien kommunizieren ständig mit den Zellen in der Darmwand und dem Gehirn mithilfe des autonomen Nervensystems (ANS). Das ist die sogenannte Darm-Gehirn-Achse. Sie funktioniert übrigens in beide Richtungen, also auch das Gehirn hat dem Darm und den Bakterien etwas zu sagen. Achtzig Prozent dieser Verbindung dienen jedoch den Informationen vom Darm zum Gehirn – damit das Gehirn immer schön Bescheid weiß, was da unten los ist. Bei krankhaften Entwicklungen im Darm ist diese Verbindung häufig gestört, was zu Verdauungsproblemen führen kann.[75]

Es gibt mehrere Arten, wie Gehirn und Darm miteinander in Kontakt stehen:

1. über das Nervensystem
2. über Hormone
3. über das Immunsystem (Zytokine)
4. metabolische Abbauprodukte der Bakterien (Tryptophan, kurzkettige Fettsäuren)
5. neuroaktive Komponenten (unter anderem Serotonin und Dopamin), die die Bakterien produzieren.

Ein Strang des Nervensystems, der Vagusnerv, den du bereits kennst, ist die Hauptkommunikationsleitbahn. Er ist die Telefonleitung, und die verschiedenen neuroaktiven Substanzen sind die Worte der Bakterien, des Darminhalts und einiger Darmzellen. Der Vagusnerv sorgt als Hauptnerv des parasympathischen Nervensystems für Entspannung, Regeneration und für die Verdauung, und hat unfassbar viele Verbindungen zum Darm. So viele, dass manche von einem »zweiten Gehirn« im Bauch oder dem »sechsten Sinn« sprechen.[76]

Der Vagusnerv ist in der Lage, dein Mikrobiom zu fühlen, ohne direkt mit ihm verbunden zu sein. Die Substanzen, die die Bakterien im Darm freisetzen, wandern durch die Darmwand, wo sie auf die Nervenenden des Vagusnervs treffen. Zusätzlich gibt es spezialisierte Zellen in der Darmwand, die die Bakterieninfo schon mal ein bisschen interpretieren oder übersetzen.[77] Diese Mitteilungen werden dann zum zentralen Nervensystem und ans Gehirn geschickt, das sich eine angemessene Reaktion »ausdenkt«.

Wenn alles gut läuft, dann lässt das Gehirn den Vagusnerv und den Darm einfach machen. Der Vagusnerv ist nämlich sehr gut darin, sich um den Darm zu kümmern. Wenn sich aber irgendetwas im Darm nicht richtig entwickelt, weil sein Besitzer beispielsweise krank ist oder zu viele ungesunde Sachen verschlingt, dann gerät das Mikrobiom aus der Balance und das Gehirn wird alarmiert. Dies schaltet von Regeneration auf Entzündungsbekämpfung um.[78, 79] Dann ist Schluss mit dem Entspannungsmodus und die Immunzellen werden aktiviert, um »da unten« wieder aufzuräumen.

Wie du inzwischen weißt, gibt es im Gehirn zwei Schaltzentralen für Hunger und Sattheit. Diese Schaltzentralen werden abhängig von der Magen- und Darmfülle aktiviert, aber auch durch den Inhalt, also was du gegessen hast. Nicht nur die Chemorezeptoren (Sinneszellen) im Darm geben die Info ans Gehirn, auch die verschiedenen Darmbakterien haben regen Anteil daran, was da oben reinzukommen hat. Sie produzieren Botenstoffe, sobald das Nahrungsmittel, auf das sie spezialisiert sind, vorbeigekommen ist. Wenn alle Bakterien ihre Ration erhalten haben, signalisieren sie dem Gehirn, was im Darm los ist, welches Essen gekommen ist, woraus es genau besteht und ob sie »erfreut« darüber sind. Im Gehirn werden dann die entsprechenden Hunger- oder Sättigungsbotenstoffe gebildet.[80]

Bei besonders süßem oder fettigem Essen wird dein Vagusnerv sogar schon über den Mund aktiviert. Fette und Zucker stimulieren die Geschmacksrezeptoren im Mund so sehr, dass diese schon mal an den Darm signalisieren, dass es gleich etwas ganz besonders Gutes geben wird. Der Vagusnerv ist so entzückt, dass er das Gehirn bittet, gleich noch ein paar zusätzliche Appetithormone freizusetzen, damit du bloß nicht zu früh satt wirst, sondern bei dieser tollen Gelegenheit besonders kräftig zulangst.[81]

Die Bakterien nutzen verschiedene Botenstoffe, um ihre Zufriedenheit oder Unzufriedenheit auszudrücken. Beispielsweise die kurzkettigen Fettsäuren (KFS). Diese regen einerseits die Darmtätigkeit und die Schleimhaut-Sekretion aus der Darmwand an, andererseits stimulieren sie den Vagusnerv, damit er die Info ans Gehirn weiterleitet, doch bitte den Energiestoffwechsel zu erhöhen.

Einige Nahrungsmittel können auf diese Weise den Stoffwechsel hochfahren, vergleichbar mit dem Turboknopf bei einem Rennwagen. Andere Nahrungsmittel begünstigen eher das Wachstum von Darmbakterien, die schlechte KFS produzieren und Sand ins Getriebe streuen. Dadurch wird der Stoffwechsel heruntergefahren, Entzündungen, Fuselalkohole und Gase entstehen.

Einige der Darmbakterien sind besonders clever. Sie produzieren Neurotransmitter, was normalerweise nur dein Gehirn macht. Die Aminosäure GABA zum Beispiel hat eine hemmende Wirkung auf Nervenzellen, die »Glücksbotenstoffe« Serotonin und Dopamin wirken aktivierend und belohnend. Alle diese Neurotransmitter wirken unmittelbar auf das »Darmgehirn«, also den Vagusnerv[82, 83], und dieser leitet die Info weiter zum Kopfgehirn. Einige Bakterien beeinflussen somit deinen emotionalen Zustand. Sie können dich dadurch stressresistenter machen, dir deine Ängste nehmen oder dich vor einer Depression schützen.

Wenn du beispielsweise mehr vom Darmbakterium Lactobacillus johnsonii hättest, dann würde dir Stress nicht mehr so viel ausmachen, weil dieses Bakterium einen stresslindernden Neurotransmitter-Cocktail produziert. Zumindest konnte man das bei Mäusen beobachten. Deren Nebenniere bildete dann nämlich weniger Stresshormon Cortisol.[84] Aber dazu gleich mehr.

Einfluss von Stress auf die Darm-Hirn-Achse

Stress hat einen riesigen Einfluss auf viele Vorgänge im Körper und natürlich auch auf die Darmbakterien und die Darm-Hirn-Achse. Bei Stress verändert sich die sonst so gut eingespielte Kommunikation auf der Darm-Hirn-Achse auf drei verschiedenen Ebenen[55]:

1. Hormonell über die Ausschüttung von Stresshormonen
2. Immunologisch über Zytokine, das sind entzündungsfördernde Moleküle
3. Neuronal durch Aktivierung des Sympathikus und Deaktivierung des Parasympathikus (Vagusnerv).[85]

Das Gehirn kommuniziert Stress zusätzlich über das gesamte vegetative und enterische Nervensystem (»Bauchhirn«, Nervengeflecht im Verdauungsbereich) an den Darm, was Auswirkungen auf die Zellen der Darmwand, die Mukosa-Schicht im Inneren des Darms und auf die Zusammensetzung der Bakterien hat.

Der Vagusnerv kümmert sich normalerweise in der Erholungsphase nach einer kurzen Stressepisode gern um die Entzündung und die Darmwand. Unter chronischem Stress kommt er jedoch nicht dazu, weil er deaktiviert wird.

Stattdessen ist der Sympathikus zu häufig aktiv, es wird viel zu viel Cortisol produziert. Wie du oben schon erfahren hast, ist Cortisol das wichtigste Stresshormon und bewegt in deinem Körper sehr viel. Es wirkt systemisch, aber auch spezifisch auf den Darm, es kommt zu einer langfristigen Veränderung der Darmwand und der Darmbakterien. Dabei erhöht Cortisol die Durchlässigkeit der Darmwand, sodass mehr Stoffe hindurch gelangen – auch solche, die nicht unbedingt durch sollten,[86] und das fördert die Entstehung von Entzündungen.

Cortisol reduziert zu allem Überfluss auch noch die Immunzellen, sodass die Entzündungen nicht mehr so gut bekämpft werden können. Um das mit dem Bild eines Thermostats zu erklären: Die Entzündung ist wie ein permanent offenes Fenster, durch das die Kälte eindringt. Das Stresssystem im Körper wird dadurch noch mehr getriggert. Chronischer Stress, das ist ein Teufelskreis – wenn Stress zu noch mehr Stress führt.

Spätestens dann muss der Körper die Reißleine ziehen, indem er das cannabinoide System aktiviert, das viele Funktionen im Körper reguliert. Es gilt, die Stressreaktion zu dämpfen. Gut, dass es das gibt, aber es trägt die unangenehmen Konsequenzen: Durch das Dämpfen verschiebt sich die Energiezufuhr von körpereigenen Reserven weg und richtet sich nach außen. Dies bedeutet: Du isst mehr und entwickelst Übergewicht.

Alle Hormone, die bei Stress entstehen, verändern nicht nur die Darmwand, sondern auch das Wachstum der Darmbakterien.[87] Und da Darmbakterien eine sehr schnelle Teilungs- und Wachstumsrate haben, macht sich der Effekt von Stress auch sehr schnell bemerkbar. Wissenschaftler der Georgia State University beobachteten Goldhamster in einer psychosozialen Stresssituation: Man brachte mehrere Tiere zusammen, denn Goldhamster haben ein stark ausgeprägtes Dominanzverhalten innerhalb der Gruppe. Nach einer gewissen Zeit wurden Stuhlproben entnommen und das Wachstum der Darmbakterien analysiert. Je häufiger ein Goldhamster sozialem Stress ausgesetzt war, desto gravierender waren die Veränderungen der Darmbakterien. Und scheinbar sind besonders die guten Darmbakterien anfälliger für Stress, während die schlechten deren frei gewordenen Platz einnehmen. Diese beiden Faktoren sind ausschlaggebend für die Entstehung des Reizdarmsyndroms (»Leaky-Gut-Syndrom«).[88] Wenn man jedoch die Zahl der guten Darmbakterien (z. B. Bifidobacterium und Lactobacillus) mithilfe von Probiotika wieder erhöht, heilt das Darmepithel und auch das Reizdarmsyndrom lässt nach.[89]

REIZDARMSYNDROM

Das Leaky-Gut-Syndrom (»durchlässiger Darm«) wird auch als Reizdarm oder nervöser Darm bezeichnet. Die Patienten empfinden häufig Schmerzen oder ein Unwohlsein im Bauch. Es kann zu Durchfall,
aber auch zu Verstopfung kommen, oder beides abwechselnd. Oft treten parallel dazu psychische Erkrankungen und Erschöpfungszustände
auf. Eine Nahrungsmittelunverträglichkeit muss allerdings als Ursache
ausgeschlossen werden. Die häufigste Behandlung erfolgt durch das
Weglassen von kurzkettigen Kohlenhydraten und Alkoholen, ballast-
stoffreiche Ernährung wird empfohlen (Gemüse, Flohsamenschalen).
Pfefferminz- oder Melissenöl können hilfreich sein, weil sie krampflö-
send wirken. Generell tun Entspannung und Meditation sehr gut, und
natürlich auch die Einnahme von Probiotika.

Wenn du mal etwas heftigeren Stress hast, ändert sich die Zusammensetzung deiner Darmbakterien innerhalb von 24 Stunden.
Wenn der Stress chronisch wird, kann es sogar zu Veränderungen
auf der Verhaltensebene kommen, denn die »Stressdarmbak-
terien« produzieren andere Neurotransmitter als die gesunden
Darmbakterien.

Bei Mäusen kann man die Verhaltensänderungen bereits nach
sieben bis zwanzig Tagen beobachten.[90] Injizierte man gesunden
Mäusen ein bestimmtes Darmbakterium, nämlich den Lactobacillus rhamnosus, in den Darm, hatten die Mäuse plötzlich viel
mehr Stress als vorher. Konnten sie bis dahin noch problemlos
einen schmalen freischwebenden Pfad entlanglaufen, so waren
sie mit dem injizierten Darmbakterium plötzlich viel ängstlicher.
Auch bei anderen Verhaltenstests zeigten sie deutlich mehr Stress,
Angst und Depressionen.[91]

Was hat dieses Darmbakterium bloß angestellt? Ganz einfach:
Es schüttete Substanzen aus, die dem Vagusnerv den Befehl ge-
ben, im Gehirn Stress und Angst zu erzeugen.[84] Warum? Keine
Ahnung. Es will dir vielleicht dadurch sagen: »Ich gehöre nicht in

dich hinein, du ernährst dich falsch!« Ein kleines Bakterium kann also eine große Wirkung auf deine Stimmung erzeugen.

Die gute Nachricht: Es gibt auch andere, nützliche Bakterien, wie das Bifidobacterium longum, das einen angstlösenden Effekt hat,[92] und Lactobacillus reuteri sowie Bifidobacterium infantis, die dich vor Darmentzündungen schützen.[93]

Der Hauptgrund für die stimmungsaufhellende Wirkung der gesunden Darmbakterien liegt an der Produktion von Tryptophan. Diese passiert zum größten Teil im Darm, und dort wird das Tryptophan auch gleich in das Glückshormon Serotonin umgewandelt.[94] Dass Serotonin der Stimmungsaufheller und Wachmacher schlechthin ist, ist schon lange bekannt. Dass Bakterien so wichtig für die Herstellung von Serotonin sind, ist hingegen eine neuere Erkenntnis.

Würdest du tryptophanfreies Essen zu dir nehmen, würde deine Tryptophankonzentration im Gehirn um bis zu 70 Prozent abnehmen und deine Stimmung würde sich dramatisch verschlechtern. Du wärst stressanfälliger, unruhiger und ängstlicher.[95, 96] Vor allem, wenn du zur Risikogruppe für Depressionen zählst.[97] Bei Menschen, die nicht dazu zählen, änderte sich laut einer Studie auch etwas – und zwar nahmen diese unbewusst mehr ärgerliche Gesichter wahr, auch wenn ihnen genauso viele positive Gesichter gezeigt wurden wie jenen, die Essen mit ausreichender Tryptophankonzentration erhielten.[98]

Wenn du zu wenig Tryptophan isst, siehst du also überall nur noch grummelige Menschen. Das macht mit der Zeit bestimmt auch depressiv. Wenn du darauf keine Lust hast, solltest du ab sofort besonders viel Tryptophan konsumieren. Du nimmst dann umso mehr freundliche Gesichter wahr,[99] wäre das nicht schön? Und weißt Du, was noch besser ist? Durch mehr Tryptophan kannst du auch deine Erinnerung und Aufmerksamkeitsspanne verbessern.[99] Wo bekommt man diese Wunderwaffe? In der folgenden Tipp-Box findest du die passenden Nahrungsmittel.

Um dir Bakterien heranzuzüchten, die besonders fleißig Tryptophan produzieren, kannst du sogenannte Adaptogene (biologisch aktive Pflanzenstoffe) zu dir nehmen. Sie sind reich an Antioxidantien, lindern Stress, steigern die Widerstandsfähigkeit und bringen den Körper ins Gleichgewicht. Nahrungsmittel wie Matcha (Grüntee) oder Ginseng besitzen viele Adaptogene.

Die deutlichste Verbesserung bei Stress kannst du aber tatsächlich über die Vagusnerv-Stimulation erreichen. An diesen Nerv zu kommen, ist gar nicht mal kompliziert. Es genügt, ein paar Übungen zu machen, die jene Stelle stimulieren, wo der Vagusnerv entlanggeht: am Kehlkopf. Diese Übungen werden auch im Therapiesetting mit Depressiven oder Epileptikern ausgeführt.[100, 101]

ÜBUNG 3: STIMULATION DES VAGUSNERVS

Vielleicht hast du schon mal den sonoren Kehlkopfgesang von tibetischen Mönchen gehört, was als eine sehr eigenwillige Art zu singen erscheint. Dabei sollen Obertöne hörbar gemacht werden, die man normalerweise beim Singen nicht so gut hört. Dies erfordert sehr viel Übung und Geduld, aber genau diese Art von Gesang hat einen besonderen Effekt: Sie stimuliert den Hauptnerv des Parasympathikus, den Vagusnerv, der direkt an den Stimmbändern verläuft, besonders intensiv. Diese Stimulation hat eine stressreduzierende und entzündungshemmende Wirkung. Du musst natürlich nicht gleich Kehlkopfgesang trainieren, es gibt auch andere Übungen, die den Vagusnerv aktivieren:

- Atemübungen
- Singen ist generell eine gute Möglichkeit, die vagalen Muskeln an der Hinterseite des Gaumens zu aktivieren. Singen macht glücklich und entspannt.
- Mit Wasser gurgeln[102] stimuliert den Vagus und regt den Blutfluss im Bauch an. Wenn du das richtig machst, können sogar Tränen kommen, weil auch ein Gehirnbereich nahe dem Vagus aktiviert wird, der als oberer Speichelkern bezeichnet wird. Wenn man mit einer kleinen Menge Wasser beginnt und die Dauer und Intensität langsam steigert, werden diese Neuronen trainiert und gestärkt.
- Kaffee-Einlauf: Du kannst den Vagusnerv auch direkt dort stimulieren, wo er wirkt, nämlich im Darm. Solche Einläufe werden vor allem zur Entgiftung genutzt. Sie dienen aber auch zur Reizung von Rezeptoren im Darmbereich, die für die Darmbewegungen zuständig sind. Ein Kaffee-Einlauf kann einen starken Reiz zum Stuhlgang auslösen, der aber so lange wie möglich zurückgehalten werden sollte, damit der Kaffee möglichst lange wirkt.
- Kalte Thermogenese – ein anderes Wort für eine kalte Dusche. Wenn du dich immer mal wieder einem Kälte-Kick aussetzt, trainierst du deinen Parasympathikus ebenfalls.
- Training der Herzschlagvariabilität, z. B. durch kohärente Atmung – sich des eigenen Atems bewusst werden. Daraus kann man eine richtige Wissenschaft machen. Du kannst es aber auch ganz simpel machen, indem du dich für fünf Minuten pro Tag bewusst auf deinen Atem konzentrierst: Mit vier Herzschlägen einatmen und mit vier ausatmen. Irgendwann kannst du auf fünf erweitern usw.
- Kieferregulierung: Zwischen einem verspannten Kiefer und dem Vagusnerv besteht ein Zusammenhang. Es gibt Zahnärzte und Physiotherapeuten, die die Kiefermuskulatur behandeln und entspannen können.
- Atlaskorrektur: Langes Sitzen vor dem PC oder Fernseher führt zu Veränderungen der Haltung und dadurch zu Verspannungen

im Rücken, vor allem im Bereich der Aufhängung des Kopfes auf der Wirbelsäule. Dort läuft der Vagusnerv entlang und Verspannungen an dieser Stelle können ihn reizen. Es gibt speziell ausgebildete Ärzte oder Osteopathen, die die Atlaskorrektur beherrschen.

• Sämtliche Entspannungstechniken, in denen du körperlich zur Ruhe kommen und die Muskeln entspannen kannst, helfen dabei, den Parasympathikus zu aktivieren und den Sympathikus herunterzuregeln.

✪ Das Wichtigste nochmals in Kürze

Um gut zu verdauen, solltest du gut kauen, langsam essen und nichts anderes nebenher machen. Das mögen auch deine Darmbakterien, sie befinden sich im Dickdarm und verwerten alles, was du isst. Da es unzählige Arten gibt, die in ihrer Gesamtheit das Mikrobiom bilden, ist es wichtig, nicht zu einseitig zu essen – sonst gerät dein Mikrobiom aus der Balance. Dein Darm braucht auch regelmäßig eine Ruhepause, deswegen ist es vorteilhaft, zwischen den Mahlzeiten mehrere Stunden nichts zu essen. Verdauungsprobleme entstehen, wenn du zu viel und zu einseitig isst. Dann kommen deine Darmbakterien nicht mehr hinterher, es entstehen Fäulnisprozesse. Diese wiederum begünstigen Nahrungsmittelunverträglichkeiten, Blähungen, Entzündungen und Übergewicht. Mithilfe von Pro- und Präbiotika kannst du deine Darmbakterien unterstützen. Eine zuckerarme Ernährung ist für einen gesunden Darm besonders wichtig.

4. KAPITEL
Dein gieriges Hungertier

Sucht nach Essen

Essen kann süchtig machen. Allerdings muss man vorsichtig sein bei der richtigen Bezeichnung, denn es gibt zwei Arten von Sucht: die Sucht nach einer Substanz, also dem Nahrungsmittel, und die Sucht nach einem bestimmten Verhalten, dem Essen.[103] Die Forschung streitet sich, ob man die Ess-Sucht überhaupt mit einer Drogen-Sucht vergleichen kann. Vieles spricht dafür, beispielsweise die Aktivierung ähnlicher Gehirnbereiche wie bei Drogensüchtigen.[104] Deshalb wird das Essverhalten von Übergewichtigen von vielen Forschern als suchtähnliches Verhalten angesehen,[103] von einigen aber als klassische Substanzabhängigkeit wie bei einer Drogensucht.[105, 106]

Für Zweiteres spricht die Tatsache, dass viele Menschen nach gewissen Nahrungsmitteln Heißhunger haben, also nach Zucker- oder Fetthaltigem. Ein Suchtverhalten nach Erbsen oder Salat wurde bislang nicht beobachtet.

Da die Ess-Sucht noch überraschend wenig erforscht wurde, hat eine Forschungsgruppe vor Kurzem eine Einstufung vorgenommen und die Yale Food Addiction Scale (YFAS, Yale Ess-Sucht-Skala) entwickelt. Damit soll eine Unterscheidung zwischen »Ess-Sucht« und »suchtähnlichem Essverhalten« möglich werden.[107]

Tatsächlich scheint es beim Zu-viel-Essen zwei Aspekte zu geben. Zum einen kann das Nahrungsmittel selbst eine suchtmachende Wirkung haben, zum anderen das Prozedere des Essens, das heißt, die Routine rund ums Essen, Abläufe und emotionale Zustände können wie Auslöser wirken.

Auch bestimmte Situationen können intensive Gedanken und Gelüste nach Essen hervorrufen, auch wenn du überhaupt keinen Hunger hast. Orte wie die Küche, die Couch oder der Arbeitsplatz können so emotional aufgeladen sein, dass sie dich deutlich schneller verführen, etwas zu essen, als ein anderer Ort, wie die Toilette oder die Dusche zum Beispiel – obwohl, wer weiß ...

Beide Aspekte, die Substanzabhängigkeit und das Essverhalten, haben es in die Yale Ess-Sucht-Skala geschafft. Mit folgenden Kriterien:[108]

Substanzabhängigkeit, »Ess-Sucht«:
- Kontrollverlust über die konsumierte Essmenge
- Weiteressen trotz negativer Konsequenzen
- Unvermögen, die Essmenge zu reduzieren, auch wenn man möchte

»Suchtähnliches Essverhalten«:
- Erhöhte Impulsivität
- Emotionale Reaktivität

Emotional aufgeladene Orte können neutralisiert werden. Ein bisschen wie bei einem Exorzismus vielleicht. Denn so, wie ein ursprünglich neutrales Objekt mit der Zeit emotional aufgeladen wurde, kann es auch wieder »entzaubert« werden.

Nehmen wir mal die Couch. Viele sehen dieses an sich sehr bequeme Objekt nach einem langen Arbeitstag mit dem Wunsch nach maximaler Entspannung herbei – es wird mit eben dieser Erwartungshaltung emotional beladen. An die Couch werden die größten Hoffnungen geknüpft. Sie muss für all das, was an deinem Tag schieflief und zu anstrengend war, herhalten, und sogar noch schlimmer, sie muss es schaffen, das alles vergessen zu machen.

Weil sie das allein nicht schafft, braucht sie »Verstärkung« – in Form der ein oder anderen Tüte Chips, eines Films, Eis oder Schokolade. Erst in dieser Kombination könnte es möglich sein, dass sich dein Stress und deine Unzufriedenheit ausgleichen. Mit der Zeit verknüpfst du die Couch mit dieser garantierten Beruhigung. Wann immer du sie siehst, spürst du die Sehnsucht nach Ruhe – selbst wenn es dir an manchen Tagen ganz gut geht. Du siehst die Couch und denkst an Filme, Schokoeis und Kekse. Und schon hat sie dich wieder in ihren Fängen. Je öfter du ihr erliegst, desto schneller bekommt sie dich das nächste Mal.

Wie kann das funktionieren, welche Abläufe stecken dahinter? Jede einzelne Entscheidung prägt dein Routineverhalten. Je öfter du nach der Arbeit auf die Couch gehst statt zum Sport, desto mehr verfestigst du eine Routine, die mit der Zeit immer schwieriger zu ändern ist. Deswegen ist es so wichtig, dass du dir das bei jeder einzelnen Entscheidung bewusst machst.

Eine ungesunde Routine wird schnell mal zu einem suchtverstärkenden Faktor. Menschen, die von einer Sucht loskommen wollen, wird geraten, alles, was sie damit in Verbindung bringen, zu meiden. Dazu können falsche Freunde, bestimmte Orte, Tätigkeiten usw. zählen. All das erinnert immer wieder an den Suchtstoff und macht es schwer, aus dem Suchtkreislauf auszubrechen. Durch diese Erinnerung aktiviert das Gehirn ganz selbstverständlich immer wieder die Neuronen, die Appetit erzeugen.

Diese eingefahrene, automatisierte Reaktion muss unterbrochen werden. Aber wie? Indem du die Routinen, das Bedürfnis und die Sehnsucht dahinter erkennst und diese an dem einzigen Ort suchst, wo es Sinn macht, zu suchen: in dir selbst. Denn solange du die Beruhigung und Belohnung nicht in dir spürst und finden kannst, wirst du immer die Tendenz haben, diese Gefühle im Außen zu suchen.

ÜBUNG 4: ANALYSE VON ROUTINEN

Typische Routinen, wo du Kalorien zu dir nimmst und keine Kalorien verbrauchst.	
Gedanken, Gefühle, Bedürfnisse, die dieser Ort, diese Situation, dieser Mensch usw. in dir auslösen.	
Was spürst du körperlich, kurz bevor du dem Bedürfnis erliegst? Woran erkennst du deinen inneren Widerstand?	
Alternative Routinen, wo du dieses Bedürfnis in dir stillen kannst, ohne zu essen.	
Ein positiver Glaubenssatz, der dich ermutigt, das Bedürfnis in dir selbst zu suchen und nicht im Essen.	

► **TIPP: UNTERBRECHEN DES SUCHTTRIGGERS ESSEN**

Ziel ist es, alte und ungesunde Routinen zu unterbrechen und neue zu etablieren. Die erste Routine wäre, die Stressoren zu lösen, die dazu führen, dass du abends erschöpft auf der Couch landest und essen willst. Aber eins nach dem anderen. Es gibt diesen Moment, wo diese Sehnsucht in dir hochkommt. Das kann auch schon im Büro oder auf dem Weg nach Hause sein. Wenn also dieser Gedanke oder das Gefühl entstehen, dann identifiziere, wonach du dich wirklich sehnst. Versuche, dieses Gefühl genau zu spüren und in dir zu kreieren. Wenn du zum Beispiel noch im Büro sitzt und dich nach Ruhe sehnst, dann lehne dich kurz zurück und spüre, wo du in dir jetzt Ruhe spüren kannst. Mach das jedes Mal, wenn dieser Sehnsuchtsgedanke hochkommt. Dadurch »entzauberst« du die Couch oder das Essen und unterbrichst alte Routinen.

ÜBUNG 5: MEINE ESS-TRIGGER

Ich muss an Essen denken, immer wenn ich mit diesen Menschen zu tun habe:

Ich muss an Essen denken, wenn ich Folgendes tue:

Ich muss an Essen denken, wenn ich an folgenden Orten bin:

Ich muss an Essen denken, wenn ich folgende Gegenstände sehe:

Im nächsten Schritt kannst du langsam die emotionale Spannung, die von den »Trigger-Orten« ausgeht, lösen, indem du bewusst Zeit dort verbringst und spürst, dass du nicht dem »Ruf« nach Essen nachkommst, sondern dort alleine zur Ruhe kommen willst. Das kannst du beispielsweise durch Entspannungs- oder Atemübungen machen. Also, wenn du abends erschöpft nach Hause kommst, dann gehe bewusst zur Couch, lege dich darauf und mache eine Meditation oder eine Atemübung. (Du kannst dir eine Atemmeditation unter *www.emotional-mind.com/downloads* kostenlos herunterladen.)

Es gibt ein Merkmal für suchtgefährdete Menschen: Sie brauchen mehr Belohnung, weil sie eine erhöhte Sensibilität für den Belohnungs-Neurotransmitter Dopamin haben.[109], [110] Was du für ein »Suchttyp« bist, kannst du mit einem Test, basierend auf der oben erwähnten YFA-Skala, herausfinden. Je mehr Punkte du hast, desto höher das Risiko einer Suchttendenz.

ÜBUNG 6: YFAS-TEST

Dieser Test fragt nach deinen Essgewohnheiten von »Trigger-Essen«, bezogen auf die vergangenen zwölf Monate, wie:

- Süßigkeiten
- Stärke und kohlenhydrathaltige Nahrungsmittel wie Weißbrot, Pasta, Brötchen, Reis usw.
- Salzige Snacks wie Chips und Cracker
- Fettiges Essen wie Steak, Hamburger, Pizza, Pommes usw.
- Süße Getränke wie Cola, Limonade, Energydrinks

	NIE	<1 x / MONAT
1. Essen, bis es mir körperlich schlecht geht.	0	1
2. Ich fühle mich müde und erschöpft vom Überessen.	0	1
3. Ich meide gewisse Orte, weil ich Angst habe, dort zu viel zu essen.	0	1
4. Bei emotionalen Problemen helfen mir bestimmte Nahrungsmittel, mich besser zu fühlen.	0	1
5. Mein Essverhalten verursacht mir viel Stress.	0	1
6. Ich habe in meinem Leben signifikante Probleme wegen Essen (z. B. im Alltag, Schule, Arbeit, Freunde, Familie, Gesundheit etc.).	0	1

1 x / MONAT	2–3 x / MONAT	1 x / WOCHE	2–3 x / WOCHE	4–6 x / WOCHE	JEDEN TAG
2	3	4	5	6	7
2	3	4	5	6	7
2	3	4	5	6	7
2	3	4	5	6	7
2	3	4	5	6	7
2	3	4	5	6	7

	NIE	<1 x / MONAT
7. Mein Essverhalten hat mich daran gehindert, mich um Familie, Haushalt und Freunde zu kümmern.	0	1
8. Ich habe weitergegessen, obwohl es bei mir zu emotionalen Problemen geführt hat.	0	1
9. Die gleiche Menge an Essen zu mir zu nehmen wie früher, schafft keine Zufriedenheit mehr. Ich muss nun mehr dafür essen.	0	1
10. Ich habe so ein starkes Verlangen, etwas zu essen, dass ich an nichts anderes mehr denken kann.	0	1
11. Ich habe versucht, weniger von den oben genannten Nahrungsmitteln zu essen, es aber nicht geschafft.	0	1
12. Ich war durch Essen so abgelenkt, dass ich hätte verletzt werden können (Autofahren, Straße überqueren, Bedienen einer Maschine etc.).	0	1
13. Freunde und Familie sind besorgt darüber, wie viel ich esse.	0	1

1 x / MONAT	2–3 x / MONAT	1 x / WOCHE	2–3 x / WOCHE	4–6 x / WOCHE	JEDEN TAG
2	3	4	5	6	7
2	3	4	5	6	7
2	3	4	5	6	7
2	3	4	5	6	7
2	3	4	5	6	7
2	3	4	5	6	7
2	3	4	5	6	7

Grobe Einschätzung der persönlichen Ess-Sucht (Die genaue Anleitung zur Berechnung der YFAS findet man unter *https://fastlab.psych.lsa.umich.edu)*:

- Leichte Ess-Sucht = < 26
- Mittlere Ess-Sucht = < 52
- Starke Ess-Sucht = < 78

Um eine Sucht zu entwickeln, muss jemand mit einem erhöhten Risiko für Suchtkrankheiten dem Suchtstoff immer wieder ausgesetzt sein.[111] Mit anderen Worten: Du hast vielleicht ein erhöhtes Suchtrisiko, wenn du aber in deinem Umfeld wenig mit Essen konfrontiert wirst, wenige Verlockungen hast, wenig Werbung im Fernsehen siehst, gute Essgewohnheiten von zu Hause anerzogen bekommen hast, keine geheimen Süßigkeitsvorräte angelegt hast und dir deine Belohnungsgefühle durch andere Aktivitäten statt Essen holst, dann entwickelt sich wahrscheinlich keine Sucht. Also, bei erhöhter Tendenz zum Suchttyp bitte besonders auf das Umfeld und vor allem auf die Gewohnheiten achten.

ANALYSE VON UNGESUNDEN ROUTINEN

TRIGGER UND RISIKEN	GESUNDE ROUTINEN	UNGESUNDE ROUTINEN
Einkaufen	+ Wenig »Risiko-Essen« einkaufen. + Mahlzeiten-Wochenplan und Einkaufsplan erstellen und zu bestimmten Zeiten einkaufen gehen. Nur das kaufen, was auf dem Plan steht. + Entspannt, ohne Stress und mit viel Zeit einkaufen gehen – am besten gut gesättigt nach dem Essen.	+ Immer »Risiko-Essen« zu Hause haben. + Große Mengen einkaufen. + Hungrig einkaufen gehen. + Notfalleinkauf, weil nichts Essbares zu Hause ist.
Werbung	Wenig fernsehen.	Viel fernsehen.
Mahlzeiten	+ Zeit nehmen und bewusst essen. + Den Tisch schön decken. + Tischregeln (z. B. gemeinsam anfangen, Tischgebet, mit Besteck essen, Kerze anzünden etc.).	+ Schnell essen, nebenbei noch fernsehen, telefonieren, lesen oder am PC arbeiten. + Auf der Couch oder im Bett essen.

TRIGGER UND RISIKEN	GESUNDE ROUTINEN	UNGESUNDE ROUTINEN
Familie, Freunde	Viele gesunde und fitte Freunde und Familienmitglieder, die gern Unternehmungen, Sport und Ausflüge machen.	Viele übergewichtige Freunde und Familienmitglieder, die lieber zu Hause bleiben und nichts tun.
Arbeit	+ Viel Selbstverantwortung und Gestaltungsmöglichkeiten. + Grenzen setzen, Freizeit und Familie sollen nicht zu kurz kommen.	+ Fremdbestimmt, wenig Gestaltungsmöglichkeiten. + Keine Grenzen setzen können. + Sich allen Anforderungen unterordnen.
Kommunikation	Gefühle direkt und ehrlich ansprechen.	Vermeiden, nörgeln, jammern, schreien.

Was braucht ein Nahrungsmittel, um das Potenzial für einen suchtmachenden Stoff aufzuweisen? Typischerweise sind suchtmachende Nahrungsmittel industriell verarbeitete Lebensmittel, sie enthalten viele isolierte Stoffe. Was heißt das? Kristallisierter Zucker wurde beispielsweise aus der Zuckerrübe oder dem Zuckerrohr isoliert. Die Industrie nutzt die Wirkung einzelner Stoffe, Aromen und Geschmacksverstärker, isoliert und reinigt sie und fügt sie in höherer Konzentration einem Nahrungsmittel hinzu, um die Schmackhaftigkeit zu erhöhen Dieses künstliche Erhöhen einer bestimmten schmackhaften Substanz scheint das Suchtpotenzial zu erhöhen.

Dieses Phänomen besteht nicht erst seit gestern. Schon durch Gärung und Fermentation haben unsere Vorfahren Nahrungsmittel so verändert, dass besonders anregende oder »belohnende« Substanzen darin verstärkt wurden. Zum Beispiel beim Wein. Die Weintraube hat wenig Suchtpotenzial, das durch Gärung erhöhte Ethanol (Ethylalkohol) im Wein allemal.

Auch unverarbeitetes Essen, wie Früchte oder Rohrzucker, haben einen sehr geringen Suchtfaktor. Der industriell isolierte Kristallzucker hingegen hat ein enormes Suchtpotenzial. Die Koka-Pflanze hat eine mittlere suchtmachende Wirkung. Isoliert man jedoch das Kokain und konsumiert es, so hat es eine sehr hohe Suchtwirkung.[112] Sobald das Suchtmittel isoliert und seine Konzentration erhöht ist, steigt die Suchtwirkung.

Ein Suchtfaktor ist Salz. Nüsse ohne Salz haben wenig Suchtpotenzial, aber gesalzene Nüsse muss man einfach aufessen, ob man will oder nicht. Fett ist ebenfalls ein Suchtfaktor, weil es ein Geschmacksträger ist.

Genau genommen sind alle drei Stoffe, also Fett, Salz und Zucker, sehr gute Geschmacksträger. Wenn deren Konzentration in einem Nahrungsmittel in einem bestimmten Verhältnis zueinander erhöht wird, kannst du diesem künstlich »gepimpten« Nahrungsmittel kaum noch widerstehen.

Der Schritt, den die Industrie setzte, war also logisch. Fett, Zucker und Salz mussten kombiniert werden, damit alle Welt dieses Produkt und kein anderes kauft. Inzwischen sind die Regale in den Läden brechend voll mit Nahrungsmitteln, in denen isolierter Zucker, Salz oder Fett künstlich zugeführt wurden (Pizza, Kuchen, Schokolade etc.).[112, 113]

Durch die industrielle Aufreinigung erhöhen sich der glykämische Index und die glykämische Last eines Nahrungsmittels. Dadurch steigt gleichzeitig die kalorische Last, weil kaum noch Pflanzenfasern, Ballaststoffe oder Proteine in dem Produkt vorkommen. Diese sind eben nicht geschmacksintensiv genug und triggern dein Belohnungszentrum zu wenig.

Der glykämische Index wird in Prozent ausgedrückt und beschreibt die Blutzucker-Spitzen, die nach dem Verzehr von 50 Gramm der Kohlenhydratmenge eines Lebensmittels im Körper ausgelöst werden. Die Blutzuckerspitze, die durch 50 Gramm Glukose ausgelöst werden, wurden auf 100 Prozent gesetzt, und alle anderen Lebensmittel können damit verglichen werden. Dabei wird nicht berücksichtigt, wie viel man von dem Lebensmittel zu sich nimmt. Deswegen ist die glykämische Last als Vergleichswert fast noch wichtiger und aussagekräftiger, hier wird die Menge des Nahrungsmittels in den Vordergrund gestellt. Dadurch kannst du leichter sehen, was es für einen Unterschied macht, ob du 100 Gramm Baguette isst oder 100 Gramm Karotten. Interessanterweise kann man bei der glykämischen Last auch den Einfluss der Zubereitung auf die Kohlenhydratverfügbarkeit sehen, wie zum Beispiel bei Kartoffeln. (Siehe dazu auch die Info in Kapitel 3/Unterkapitel »Darmbakterien«.)

LEBENSMITTEL	GLYKÄMISCHER INDEX	GLYKÄMISCHE LAST	KALORIEN PRO 100 g
Bier	110	4,4	47
Traubenzucker	100	10	400
Baguette	95	15	248
Weißer Reis	87	37	130
Kartoffelpüree	85	17	88
Gebackene Kartoffeln	85	26	82
Waffeln	76	10	291
Pommes frites	75	22	312
Weißbrot (Toast)	73	10	265
Vollmilchschokolade	70	40	526
Vollkornbrot (Mehl fein gemahlen)	70	9	293

LEBENSMITTEL	GLYKÄMISCHER INDEX	GLYKÄMISCHE LAST	KALORIEN PRO 100 g
Zucker	68	7	387
Rote Bete	64	5	43
Cola	63	16	38
Müsliriegel mit Trockenfrüchten	61	13	250–300
Ananas	59	7	50
Basmatireis	58	22	360
Müsli	55	10	355
Haferflocken	55	3	350
Brauner Reis	55	18	350
Mais	53	7	90
Vollkornbrot (mit ganzen Körnern)	52	10	293
Salzkartoffeln	50	10	73
Erbsen	48	3	81
Möhren	47	3	41
Pfirsich	42	5	39
Apfel	38	6	45
Spaghetti, weiß, al dente	38	18	158
Vollkornspaghetti	37	16	136
Linsen	30	5	116
Bitterschokolade	25	7	539
Joghurt	27	3	59
Erdnüsse	14	1	567
Avocado	15	0,04	205
Brokkoli	15	1	26
Feldsalat	15	0,1	14

Füttert man Ratten mit industriell verarbeiteter Nahrung, kommt es zum Suchtverhalten, wie in der YFA-Skala beschrieben.[114-116] Sobald der Zucker aus dem Nahrungsmittel entfernt wird oder eine Substanz gegeben wird, welche die suchtaktivierenden Rezeptoren im Gehirn blockiert, zeigen diese Ratten Entzugserscheinungen.[117, 118] Wenn das mal kein Hinweis auf eine Sucht ist. Die Ratten zitterten, wurden aggressiv oder ängstlich, genau wie ein Junkie, wenn er keine Drogen bekommt.

Tatsächlich ist dieses Verhalten auch bei Menschen zu beobachten, die ihren Zuckerkonsum komplett herunterfahren und dazu auch noch schnell verfügbare Kohlenhydrate wie Weißbrot und Nudeln reduzieren. Einige meiner Klienten beschrieben Übelkeit, Grippesymptome, Gliederschmerzen, Unruhe und Zittern. Am zweiten Tag waren diese Symptome meist am schlimmsten und nach etwa drei Tagen ebbten sie ab. Danach überlegt man sich zweimal, ob das Croissant wirklich sein muss, oder ob man nicht lieber verzichtet und stattdessen einen herzhaften Salat isst.

Die Psychologin Erica Schulte und ihr Team wollten sich die Kriterien für Suchtfaktoren im Essen mal genauer anschauen. Sie haben zunächst eine Umfrage gestartet, was suchtmachende Nahrungsmittel seien.[108] Die meisten Befragten lagen mit Schokolade schon mal ganz gut, aber tatsächlich lag sie letztendlich auf Platz zwei. Auf Platz eins rangierte überraschenderweise nichts Süßes, sondern etwas Fettiges: Pizza. Auf Platz zehn und elf folgten zwei Nahrungsmittel, die auch als nicht industriell veränderte Nahrungsmittel gelten könnten: Käse und Speck. Der Grund für den Pizza-Sieg, so fanden die Forscher heraus, ist die besondere Kombination von Fett, Kohlenhydraten und Salz, die bei Pizza anscheinend besonders gelungen ist.

DIE TOP 20 DER SUCHTMACHENDEN NAHRUNGSMITTEL[108]

WAS DIE BEFRAGTEN VERMUTETEN	WAS TATSÄCHLICH ALS SUCHTMACHENDES NAHRUNGSMITTEL GEMESSEN WURDE
1. Schokolade	1. Pizza
2. Eis	2. Schokolade
3. Pommes frites	3. Chips
4. Pizza	4. Kekse
5. Kekse	5. Eis
6. Chips	6. Pommes frites
7. Kuchen	7. Cheeseburger
8. Popcorn mit Butter	8. Limonade
9. Cheeseburger	9. Kuchen
10. Muffin	10. Käse
11. Frühstücksmüsli	11. Speck
12. Gummibärchen	12. Brathähnchen
13. Brathähnchen	13. Brötchen
14. Limonade	14. Popcorn mit Butter
15. Brötchen	15. Frühstücksmüsli
16. Käse	16. Gummibärchen
17. Brezeln zum Knabbern	17. Steak
18. Speck	18. Muffin
19. Cracker	19. Nüsse
20. Nüsse	20. Eier

Brokkoli schaffte es in dieser Auswahl immerhin auf Platz 30, zusammen mit braunem Reis und dicht gefolgt vom Apfel. Die Umfrage zeigte auch Geschlechterunterschiede beim Geschmack auf. Für Männer stellten einige nicht verarbeitete Nahrungsmittel wie Steak, Nüsse oder Käse ein größeres Suchtpotenzial dar als für Frauen. Frauen standen mehr auf die süßen Kombinationen – na, wer hätte das gedacht.[108]

Auf jeden Fall wird durch das Essen von Speisen aus dieser Top-20-Liste etwas im Gehirn aktiviert, das dem Hungertier in uns ganz besonders zu gefallen scheint und wovon es immer mehr haben will.

Auch die Darmbakterien sind nicht ganz unschuldig an der Entstehung von Sucht, denn sie können die Aktivität in den entsprechenden Gehirnarealen beeinflussen. Wenn man Mäusen beispielsweise alle Darmbakterien entfernt, dann kann man – na ja, ein Neurowissenschaftler zumindest kann – beobachten, dass sich äußerst wichtige Gehirnareale wie die Amygdala, das Striatum (Ganglien im Großhirn) und der Hippocampus stark verändern. Und zwar verändert sich die Genaktivität in diesen Arealen,[119-121] aber auch die Morphologie (Gestalt) und Verknüpfungen der Neuronen.[122] Dadurch wird wiederum die Stresshormon-Achse aktiviert, was zu Ängsten sowie kognitiven und sozialen Verhaltensveränderungen führt.[123] Das bedeutet, die Abwesenheit deiner Darmbakterien würde dazu führen, dass bestimmte Bereiche deines Gehirns nicht mehr so gut arbeiten. Und das sind genau jene Bereiche, die in einem direkten Zusammenhang mit dem Suchtverhalten stehen. Jetzt ist aber nicht davon auszugehen, dass alle, die eine Ess-, Alkohol- oder andere Art von Sucht haben, keine Darmbakterien mehr besitzen. Vielmehr sind in ihrem Darm-Mikrobiom deutliche Veränderungen feststellbar.

Weil die Darmbakterien die Fähigkeit haben, auch dein emotionales Erleben zu beeinflussen, können sie dich auf diese Art und Weise steuern, bestimmte Nahrungsmittel mehr zu favorisieren als andere.[124] Dadurch versuchen sie die Nahrungsmittel zu bekommen, die sie selbst brauchen – logisch.

Die Evolution hat nicht nur uns Menschen im Lauf der Jahrtausende verändert, sondern auch unsere Darmbakterien. Unsere kleinen Helfer ringen ja um den Titel »bester Energiebeschaffer«, und dafür stehen sie in permanenter Konkurrenz zueinander. Da ist es nur verständlich, dass sie im Lauf der Evolution versucht haben, die besten Techniken zu entwickeln, um dir Energie zu verschaffen.

Einige Bakterien haben die Manipulationstechnik erlernt, wie sie deine Geschmacksrezeptoren so verändern und beeinflussen, dass du bestimmte Nahrungsmittel besser schmecken kannst als andere.[125] Weitere Bakterien haben sich darauf spezialisiert, dein Gehirn zu beeinflussen. Die kleinen Kerle nutzen dafür die vom Körper eingerichtete Kommunikationsleitung, den Vagusnerv. Wenn also ein suchtmachendes Nahrungsmittel wie Pizza oder Schokolade im Darm ankommt, freuen sich die evolutionär gewieftesten Bakterien. Vor lauter Freude produzieren sie Moleküle, die den Vagusnerv stimulieren und dann die Amygdala, das Striatum und den Hippocampus deutlich stärker aktivieren als Brokkoli zum Beispiel. Ein besonderes belohnendes und kurzfristig angstlösendes Gefühl entsteht, das so stark ist, dass man sich doch glatt daran gewöhnen könnte.

Forscher sind aber noch einer anderen Technik auf die Schliche gekommen. Einige Darmbakterien produzieren kleine Proteine, die ein bisschen so aussehen wie die körpereigenen »Appetitmoleküle«, sie imitieren also körpereigene Botenstoffe, die im Gehirn Appetit aktivieren können. Insbesondere, wenn die Darmwand aufgrund von Stress, Überessen oder entzündlichen Gärprozessen etwas durchlässiger geworden ist, können diese kleinen Moleküle aus dem Darm rausgelangen und im Gehirn das Hungertier aktivieren. Dabei beeinflussen sie besonders das emotionale Essen[126] und unkontrolliertes Essen.

Essstörungen treten vor allem dann auf, wenn diese findigen und manipulierenden Bakterien überhandnehmen. Das passiert immer dann, wenn die Vielfalt deiner Darmbakterien nachlässt. Die Forscher geben sich viel Mühe, herauszufinden, welche Bakterien erhöht sind und welche weniger werden, wenn man eine Ess-Sucht oder Bulimie (Ess-Brech-Sucht) entwickelt.[127, 128] Aber so genau muss man das meiner Meinung nach gar nicht wissen. Wichtig ist vielmehr, dass du die Vielfalt deiner Darmbakterien erhöhst, die entsprechenden Tipps hast du ja weiter oben in der Info-Box schon gelesen.

Das Belohnungssystem

Dem Essen kommen zwei Aufgaben zu: dich zu sättigen und mit wichtigen Nährstoffen, Vitaminen und Mineralien zu versorgen – und dich glücklich zu machen. Alles, was du tust, wofür du Antrieb entwickelst und Mühen in Kauf nimmst, machst du aus einem Grund: für Belohnung. Dann schüttet dein Gehirn einfach ein paar Moleküle des Neurotransmitters Dopamin aus, und du bist glücklich. Natürlich musst du schon etwas dafür tun! Am besten das, worum dich das Gehirn und natürlich auch die Darmbakterien bitten. Und solltest du dich weigern, wird dein Hungertier aktiv und übernimmt einfach kurzerhand dein Bewusstsein, weil du anscheinend nicht schnallst, was Sache ist.

Das Gehirn hat ein Lustzentrum, das auf den Namen Nucleus accumbens hört. Dieses Nervenbündel sitzt im Vorderhirn und wird durch Nerven aus dem Mittelhirn mithilfe von Dopamin stimuliert, sodass du dich freust und glücklich bist.

Es gibt viele Dinge, die dein Lustzentrum aktivieren können: Sex, Essen, ein nettes Lächeln, schöne Musik, Sport. Die Funktion des Belohnungszentrums ist es, dass du bestimmte Dinge, die dir einen Energievorteil verschaffen, öfter tun solltest. Das dient der

Arterhaltung, denn du wirst nur für Dinge belohnt, die im weitesten Sinn deinem Überleben dienen: Fortpflanzung und Essen.

Das Belohnungszentrum unterliegt allerdings der Gefahr, manipuliert und ausgenutzt zu werden. Wir wünschen uns wiederholt ein schönes Gefühl, nach Möglichkeit ohne zu großen Aufwand. Das erklärt die Entstehung von Süchten und den Missbrauch von Drogen.

Drogen haben genau diesen Effekt: Sie aktivieren die Zellen des Nucleus accumbens – nur bis zu zehn Mal intensiver als Essen beispielsweise. Mit der Zeit setzt ein Gewöhnungseffekt ein und der Trigger muss erhöht werden. Die Suchtspirale beginnt.

Der Grund, warum auch »harmlose« Dinge wie Essen eine suchtmachende Wirkung haben, liegt darin, dass insbesondere schmackhaftes Essen die Dopamin-Ausschüttung im Belohnungszentrum triggert. Je schmackhafter, desto intensiver wird Dopamin ausgeschüttet. Schmackhaftigkeit entsteht, wie oben beschrieben, wenn Stoffe künstlich in ihrer Konzentration erhöht werden sowie durch eine besondere Kombination von Fett, Zucker und Salz (siehe YFAS, Yale Ess-Sucht-Skala, Kapitel 4).

Wenn du genug gegessen hast, hat dein Körper normalerweise zwei Mechanismen, dir das mitzuteilen: durch Sättigungshormone und durch ein Dopamin-Belohnungsgefühl nach einem besonders leckeren Essen. Eine ausgewogene Kombination von Sättigungshormonen und Dopamin wäre das Ziel jedes Essens.

Wenn sich das Verhältnis zwischen Sättigungshormonen und der Belohnung durch Dopamin aber verändert und du vermehrt schmackhaftes Essen zu dir nimmst, das Dopamin aktiviert, dann steigt die Gefahr für Suchtessen. Je schmackhafter das Essen, desto mehr aktiviert es das Belohnungssystem. Sättigungshormone und Dopamin sind wie eine Wippe. Solange beide Seiten gleich viel Aufmerksamkeit bekommen, sind sie in Balance. Wenn du aber immer mehr Süßkram oder Pizza isst, dann wird die Dopamin-Seite immer schwerer, die Wippe senkt sich und die Sättigungshormon-Seite bleibt in der Luft.

Die hormonelle Sättigungsregulation verliert an Bedeutung, je mehr Dinge du isst, die das Belohnungssystem aktivieren.[129] So entsteht eine Dysbalance zugunsten des Belohnungsgefühls – und die Tür zur Sucht wird geöffnet. Das berauschende Glücksgefühl durch Dopamin fühlt sich einfach besser an als dieses ruhige, entspannte Gefühl der Sättigung. Im Extremfall kann die Produktion des Sättigungshormons sogar eingestellt werden, oder die Rezeptoren reagieren nicht mehr darauf. Das passiert etwa bei Übergewichtigen, wenn es zu einer Resistenz des Sättigungshormons Leptin kommt.[130]

Es wird uns heutzutage aber auch nicht leicht gemacht ... In der vorindustriellen Zeit galt eine hohe Schmackhaftigkeit als sicheres Indiz für eine hohe Nährstoffverfügbarkeit. Seit der Industrialisierung können wir dieser Einschätzung nicht mehr trauen. Zucker hat beispielsweise eine sehr hohe Schmackhaftigkeit, verfügt aber über keine Nährstoffe außer Glukose. Zucker liefert keine Mineralien, keine Vitamine oder Spurenelemente, und trotzdem wird uns durch die Schmackhaftigkeit eine hohe Nährstoffverfügbarkeit suggeriert. Zucker ist damit vielleicht das beste Beispiel dafür, dass Schmackhaftigkeit und Nährstoffverfügbarkeit durch die industrielle Verarbeitung entzweit wurden. Das hat auch große gesundheitliche Auswirkungen. Manche Wissenschaftler bezeichnen Zucker als das schädlichste Nahrungsmittel überhaupt, das bislang mehr Menschenleben gefordert haben soll als sämtliche Katastrophen, Seuchen und Kriege zusammen. Forscher haben ausgerechnet, dass jährlich über 35 Millionen Menschen durch die Ursachen von Zucker-Überdosierung sterben.[131]

Nahrungsmittel mit hoher Schmackhaftigkeit triggern das Belohnungssystem überdurchschnittlich intensiv, was zu langwierigen neuronalen Veränderungen im Gehirn führen kann. Dadurch gerät die Feinabstimmung zwischen der hormonellen Sättigung und dem Belohnungssystem aus dem Gleichgewicht. Wir werden mit der Zeit süchtig nach Belohnung und nach dem entsprechenden Stoff.

Um die Dopamin-Seite so leicht zu machen, dass die Balance wiederhergestellt werden kann, verzichte einmal eine Zeit lang komplett auf typische schmackhafte Nahrungsmittel wie Pizza, Süßkram, Pasta, Fertigsoßen etc. Iss stattdessen etwas mehr vom »Gegenteil«: Grünes Gemüse, vorzugsweise mit vielen Bitterstoffen. Klingt nach wenig Spaß? Lohnt sich aber für dich und deinen Körper.

HEILSAME BITTERSTOFFE

Unser Geschmack lässt sich in fünf Grundrichtungen einteilen: süß, sauer, salzig, bitter und umami (fleischig-herzhaft, würzig). In den letzten Jahren wurden unsere Geschmacksknospen immer mehr auf süß-salzig und umami trainiert. Pflanzen, die Bitterstoffe enthalten, wie Endiviensalat, Radicchio oder Chicorée, wurden so gezüchtet, dass sie weniger bitter schmecken, weil viele Leute sich vor dem Bittergeschmack ekeln. Die Bitterstoffe sollten jedoch nicht verachtet werden. Sie regeln die Verdauung, indem sie die Sekretion von Verdauungssäften und -enzymen in Magen, Leber, Gallenblase und Bauchspeicheldrüse anregen – sobald sie mit der Zunge in Berührung kommen. Sie unterstützen die Darmflora sowie die Entgiftung durch die Leber. Bitterstoffe können dem Körper sogar aus der Zuckersucht heraushelfen.

Du kannst Bitterstoffe auch als Pulver im Reformhaus kaufen oder du sammelst bei deinem nächsten Spaziergang Löwenzahnblätter, Echte Engelwurz, Schafgarbe, Enzianwurzel oder Wermut und machst einen Salat oder Smoothie daraus. Anfangs ist der Geschmack ungewohnt, aber du wirst dich wundern, wie gut deinem Körper die Bitterstoffe tun und wie schnell du dich daran gewöhnst.

Ich gehe nun einen Schritt weiter und behaupte, dass nahezu alles, was eine Substanz enthält, die dein Körper dringend braucht, zur Sucht werden kann. Sogar Steine. Ja, du hast richtig gelesen: Steine! In Kenia gibt es Frauen, die weiche Steine essen, weil sie einen erhöhten Bedarf an Mineralen haben. Mit der Zeit wurden diese Steine zu einem Suchtstoff. Die Frauen konnten nicht mehr aufhören, sie zu essen, trotz immer stärker werdender Magenbeschwerden oder drohender Darmverschlüsse.[132]

Ein Mädchen aus Großbritannien wurde sogar süchtig nach Zement, Sand und Erde.[133] Anfangs aß sie diese ungenießbaren Dinge vermutlich aus einem Mineralstoffmangel, verursacht durch Stress,[134-136] und mit der Zeit entwickelte sich daraus eine Sucht.

Das Hungertier war so glücklich (aktiviertes Belohnungssystem) über seine Lösung für den Mineralstoffmangel, dass es bei diesen Menschen ein Verlangen nach Steinen (nach diesem Glücksgefühl durch das Belohnungssystem) aktivierte. Es gibt sogar eine Bezeichnung für diese seltene Essstörung: Pica-Syndrom. Dabei werden Dinge gegessen, die nicht primär dem menschlichen Verzehr dienen. Diese Essstörung tritt unter anderem bei geistig Beeinträchtigten, Dementen, Schwangeren und Kindern auf. Im Extremfall kann eben auch ein Mangelzustand zu diesem Syndrom führen.

Deine Darmbakterien können beim Belohnen durchaus mithalten. Es sind nämlich einige Spezialisten dabei, die im Darm Moleküle absondern. Damit wird der Vagusnerv stimuliert, Dopamin im Nucleus accumbens zu produzieren und ein Belohnungsgefühl entstehen zu lassen. Anscheinend reichen dann irgendwann sogar schon Gedanken ans Essen oder an Situationen, die mit Essen zu tun haben, aus, um eine Dopaminausschüttung anzukurbeln. Dies führt zu starken Gelüsten, dein Hungertier wird umgehend aktiviert.[137]

Was sagt das nun über mögliche Behandlungsmethoden und Diäten aus? Gibt es irgendwann einmal »trockene« Esser, wie es auch trockene Alkoholiker gibt? Kann die Erkenntnis, dass es sich im Fall des Falles um eine Ess-Sucht handelt, die Behandlung von Übergewicht verbessern? Ja, das funktioniert: Es gibt Gruppentherapien, die Übergewichtige mit therapeutischen Methoden aus der Suchttherapie behandeln.[138] Die Menschen in dieser Gruppentherapie bekamen Folgendes verordnet: regelmäßige

Verhaltenstherapie, strikten Entzug gewisser Nahrungsmittel und die Vermeidung von Triggern wie Werbung oder Bilder bestimmter Nahrungsmittel. Auf diese Weise konnten einige Patienten erfolgreicher abnehmen als mit den herkömmlichen Methoden der Gewichtsreduktion: weniger essen, mehr bewegen. Vermutlich wäre eine Kombination aus Suchttherapie, Psychotherapie, körperlicher Bewegung und Reduktion der Nahrungsmenge die erfolgversprechendste Behandlung gegen Übergewicht.

▶ TIPP: UMGANG MIT DER ESS-SUCHT
Was du für dich an dieser Stelle tun kannst

- **KALTER ENTZUG:** Schmeiß alles aus deinem Kühlschrank, deiner Gefriertruhe und deinen Vorratsschränken, was in irgendeiner Weise industriell verarbeitet ist. Iss mindestens eine Woche lang keinen Zucker und keine Weizenprodukte.
- **RADIKALE ERNÄHRUNGSUMSTELLUNG:** Iss viel frisches Gemüse und unverarbeitete Nahrungsmittel (unter »Clean Eating« findest du im Internet jede Menge guter Rezepte).
- **BITTERSTOFFE:** Nimm viel grünes Gemüse, Kräuter und Salate zu dir, um deinen Geschmackssinn von zu viel Süßem zu entwöhnen.
- **ENTHALTSAMKEIT:** Reduziere deine Essensportionen, iss langsam und bewusst, vermeide Snacks zwischendurch und lass immer wieder mal eine Mahlzeit weg, z. B. das Frühstück (intermittierendes Fasten).
- **UMGANG MIT EMOTIONAL AUFGELADENEN ORTEN, SITUATIONEN ODER MENSCHEN:** Identifiziere sie und konfrontiere dich damit mithilfe von Entspannungsübungen, um zu erleben, dass sie dich nicht »fremdbestimmen«, sondern dass du die Kontrolle über dein Essverhalten hast.
- **PROBIOTIKA:** Die Einnahme von Darmbakterien, die du in der Apotheke besorgen kannst, fördert die Darmgesundheit und erleichtert die Nahrungsumstellung.

- **MEHR BEWEGUNG:** Ich empfehle dreimal pro Woche Ausdauersport, bei dem der Puls etwas hochgetrieben wird, wie Joggen oder Nordic Walking. Jeden Tag ca. 10.000 Schritte setzen. Wenn du auf dem Nachhauseweg einen kleinen Umweg nimmst, um deinem »Lieblingsbäcker« nicht zu erliegen, reduzierst du nicht nur die Aktivierung deines Hungertiers, sondern läufst auch noch ein paar Schritte mehr.
- **WENIGER FERNSEHEN:** Dadurch vermeidest du vor allem Werbung mit besonders vielversprechenden Genusserlebnissen.

✪ Das Wichtigste nochmals in Kürze

Essen kann zur Sucht werden, es erfüllt einige Kriterien für eine Suchtdiagnose. Eine große Rolle spielen sogenannte Trigger, also bestimmte Orte, Situationen, Menschen oder Gerüche. Sie sind emotional aufgeladen und müssen »neutralisiert« werden. Es gibt Menschen, die ein höheres Risiko haben, esssüchtig zu werden. Bei ihnen ist das Belohnungssystem im Gehirn besonders ungeduldig. Vor jeder Sucht stehen meist ungesunde Routinen. Es gibt auch besonders suchtmachende Nahrungsmittel, wie Fettiges, Salziges und Süßes. Um davon wegzukommen, helfen unter anderem Enthaltsamkeit, aufmunternde Worte (statt Belohnung durch Essen) und Bitterstoffe.

5. KAPITEL
Übergewicht und Fehlernährung oder: Das untrainierte Hungertier

Die Nebeneffekte von zu viel und zu ungesundem Essen machen sich sowohl körperlich als auch psychisch bemerkbar. Die verschiedenen Schaltzentralen, die zu Übergewicht führen, sind wir bereits durchgegangen (Hungertier, Darmbakterien usw.). Wenn sich diese Parameter durch ungesundes Essen und wenig Bewegung verändern, wird dein Stoffwechsel immer träger und das gesamte Mikroklima deines Körpers leidet. Das Mikroklima umgibt die Zellen, es wird auch extrazelluläre Flüssigkeit oder Zellmatrix genannt. Hier kommen die Nährstoffe für die Zellen an, genauso wie Stoffwechselabbauprodukte oder Toxine, um entsorgt zu werden. Ein gesundes Mikroklima braucht einen bestimmten pH-Wert, das heißt, es darf nicht zu sauer und auch nicht zu basisch sein.

Übersäuerung und Entzündung

Dein Organismus besteht etwa zu 80 Prozent aus Basen und 20 Prozent aus Säuren.[139] Dementsprechend sollte sich deine Ernährung ebenfalls aus 80 Prozent basen- und 20 Prozent säurebildenden Nahrungsmitteln zusammensetzen.

Basenbildende Nährstoffe wären beispielsweise Gemüse, Kartoffeln und Obst. Tierische Produkte, Weißmehlerzeugnisse und

Süßes sind Säurebildner. Sie werden in der westlichen Gesellschaft zu viel gegessen, wodurch ein Großteil der Bevölkerung von einer Übersäuerung (Azidose) des Körpers betroffen ist.

Isst du zu viel säurebildende Nahrungsmittel, müssen diese vom Körper durch die Bereitstellung von Basen neutralisiert werden, um ausgeschieden zu werden. Der Säure-Basen-Haushalt des Körpers ist ein empfindliches System, das durch diverse Regelmechanismen den pH-Wert im Blut konstant zu halten versucht. Die Niere hat so einen Mechanismus. Sie scheidet beispielsweise Harnsäure aus, wenn du zu viel Fleisch isst. Die Leber auch, sie ist deine erste Front bei der Entgiftung und Neutralisierung von Säuren aus der Nahrung. Die Lunge reguliert die Abatmung von saurem CO_2, und das Blut stellt Basenpuffer wie Bicarbonat bereit, um im richtigen pH-Wert zu bleiben. Das Blut ist für deinen Körper sogar so wichtig, dass er versucht, es so lange wie möglich sauber und im passenden pH-Wert zu halten – sogar vor allen anderen Organen.

Alle toxischen Stoffe, die nicht mehr ausgeschieden werden können, lagert dein Körper im umliegenden Gewebe ein. So wird das extrazelluläre Milieu, also die Flüssigkeit, die die Zellen umgibt, immer saurer, und immer mehr Schlackenstoffe werden dort zwischengelagert. Dies führt irgendwann dazu, dass die Nährstoff- und Glukoseversorgung der Zellen nicht mehr so gut funktioniert und auch der Abtransport von Stoffwechselendprodukten nur noch schleppend vorangeht. Viele kleine Entzündungsherde entstehen und je nachdem, wo das extrazelluläre Milieu am schlechtesten durchgespült wird, entstehen eines Tages chronische Schmerzen wie z. B. Rücken- und Muskelverspannungen.

Was uns jetzt aber viel mehr interessiert, ist der Einfluss dieses Kreislaufs auf dein Hungertier. Die Mangel leidenden Zellen melden dem System, dass sie nicht genug Glukose bekommen. Das Gehirn realisiert den Alarm und schickt das Hungertier los, um für Glukose-Nachschub zu sorgen. Du isst mehr, als du brauchst – und das nur, weil du übersäuert bist.

Abhilfe schafft eine basische Ernährung und viel trinken, um die extrazelluläre Matrix gut zu durchspülen. Bewegung darf natürlich auch nicht fehlen. Sie sorgt dafür, dass die extrazelluläre Matrix durch die Muskelbewegungen wieder in Fluss kommt. Ein weiterer Tipp: Immer wieder mal tief und bewusst atmen, das trainiert deine generelle Atmung. Mit mehr Sauerstoff können die Zellen die Glukose dann auch wieder effizienter verbrennen und es entstehen nicht so viele verschlackende Abfallprodukte. Gleichzeitig atmest du mehr saures Kohlenstoffdioxid (CO_2) ab.

Neben Zucker und Weizenmehl werden auch Proteine aus tierischen Produkten wie Fleisch, Milch oder Eiern für eine ernährungsbedingte Übersäuerung des Körpers verantwortlich gemacht, da bei deren Verstoffwechslung Harnsäure und Schwefelsäure entstehen.[140] Allerdings zeigen einige Studien, dass die Säurebelastung durch tierische Produkte zum Teil durch andere Stoffwechselvorgänge ausgeglichen werden kann, sie ist nicht so groß wie angenommen. Beispielsweise aktivieren tierische Proteine die Ausschüttung eines Wachstumsfaktors (IGF-1), der für das Wachstum und die Mineralisierung unserer Knochen sorgt.[141] Der Effekt des IGF-1 kann auch ins Negative umschlagen, denn zu viel Zellwachstum ist auch nicht gut, es kann im schlimmsten Fall die Entstehung von Krebs fördern. Daher sollten Fleisch und tierische Produkte nur in Maßen gegessen werden.

Doch was passiert, wenn du lange Zeit viele tierische Produkte, Zucker und Weizenmehl gegessen hast und die Puffer aufgebraucht sind? Dann besorgt sich der Körper externe Puffer, wie zum Beispiel Ionen und Moleküle aus der Nahrung, Luft oder dem Wasser. Klingt erst mal vernünftig, was dein Körper da macht, aber er sucht gerade nach allem, was nur irgendwie den Zweck erfüllt, den sauren pH-Wert abpuffern zu können.

Das heißt, dass er kurzerhand Umweltgifte und Schwermetalle, die chemisch ganz gut als Puffer herhalten können, zweckentfremdet. Der Zweck heiligt die Mittel. Zumindest steckt dein Körper diese ungesunden Stoffe dorthin, wo sie am wenigsten

Schaden anrichten – ins Fettgewebe. So weit, so gut. Jetzt ändert sich aber deine Einstellung zu deinen »Pufferpolstern«: Du willst sie loswerden.

Das bedeutet für den Körper nicht nur eine Stoffwechselumstellung, sondern auch die Auseinandersetzung mit den dadurch wieder freigesetzten Giften. Wenn der Stress für den Körper dadurch zu groß werden sollte, hat er ein bewährtes Rezept: er setzt Stress-Signale, die zu Heißhungerattacken führen. Dein Körper wehrt sich mit allen Mitteln gegen das Abnehmen, weil er die giftigen Stoffe nicht ausreichend neutralisieren kann. Nun probierst du sämtliche Techniken und Diäten aus, kannst aber nicht konsequent sein. Und all das nur, weil dich dein Körper vor den Giften schützen möchte. Sport kannst du auch vergessen, denn dazu fehlen meist Lust und Energie. Was hilft? Eine basischere Ernährung, langsame Bewegung, wie tägliche Spaziergänge, und die Giftstoffe auf gesunde Weise ausleiten.

▶ **TIPP: GIFTSTOFFE AUSLEITEN**
Die Ausleitung von Giftstoffen sollte von einem erfahrenen Arzt oder Heilpraktiker vorgenommen und begleitet werden. Du kannst die Ausleitung zusätzlich unterstützen, zum Beispiel durch die Spirulina- oder Chlorella-Alge, Aktivkohle oder grüne Smoothies.

Die Chlorella-Alge gehört zu den am besten untersuchten Pflanzen. Die einzellige grüne Süßwasseralge enthält die höchste bekannte Konzentration an Chlorophyll, das biochemisch mit dem roten Blutfarbstoff Hämin (Teil des Hämoglobins in roten Blutkörperchen) verwandt ist. Der Unterschied zum Blutfarbstoff liegt darin, dass Chlorophyll Magnesium und nicht wie das Hämin im Blut Eisen bindet. Dieses »grüne Blut« hat eine reinigende Wirkung und weist eine hohe Bindekraft zu Schwermetallen auf. In China wird die Alge aufgrund dieser Fähigkeit im Bergbau eingesetzt, etwa bei der Blei- oder Quecksilbergewinnung. Mit der Einnahme von Chlorella-Präparaten kannst du diese Chelator-Eigenschaft (= Moleküle mit zwei freien Kationen zu binden) nutzen, um Schwermetalle, aber auch andere Gifte aus dem Körper auszuleiten. Dadurch unterstützt du den Körper auch dabei, Fettpolster leichter schmelzen zu lassen.

ESSEN UND ENTZÜNDUNG

ENTZÜNDUNGSSTEIGERNDE LEBENSMITTEL	ENTZÜNDUNGSHEMMENDE LEBENSMITTEL
Milch	Chiasamen (enthält alle acht essenziellen Aminosäuren; Fettsäuren)
Gluten	Wilder Fisch
High-Fruktose-Maissirup	Kurkuma
Transfette	Ingwer
Tierische Fette	Knoblauch
Verarbeitete Lebensmittel	Brokkoli (Vitamin K)
Alkohol	Gemüse mit dunkelgrünen Blättern
Mononatriumglutamat (Geschmacksverstärker)	Olivenöl (extra vergine)
Süßstoff	Trauben
Verarbeitung: Grillen und Frittieren	Leinsaat
	Papaya (»Frucht der Engel« laut Columbus)
	Apfelschale (von Bioäpfeln)

ENTZÜNDUNGSSTEIGERNDE LEBENSMITTEL	ENTZÜNDUNGSHEMMENDE LEBENSMITTEL
	Blaubeeren
	Grüner Tee (Catechine, Polyphenole)
	Süßkartoffel
	Zimt
	Grünes Gemüse (Flavonoide)
	Asiatische Pilze (gekocht)
	Walnüsse, Mandeln
	Avocado (Vitamin E, Omega-3-Fettsäuren, Ölsäure, Beta-Sitosterol)
	Hanfsamen (enthält alle acht essenziellen Aminosäuren)
	Cayennepfeffer (Capsaicinoide)
	Braunalge
	Kirschen

Cellulite

Der Sommer kommt und damit die Bikini-Saison. Für viele ist diese ein Alptraum. Wenn du selbst auch lieber mit weiter Hose als im Bikini ins Wasser gehen würdest, dann hast du wahrscheinlich schon Bekanntschaft mit ihr gemacht: Cellulite. Sie zeigt sich gerne an Oberschenkeln oder Oberarmen und wird auch als »Orangenhaut« bezeichnet. Cellulite ist ein Rätsel. Es gibt tausend Patentrezepte dagegen, aber keines funktioniert so richtig, und keiner kann sagen, was Cellulite genau ist. Werfen wir mal einen Blick darauf.

Cellulite entsteht vor allem durch Veränderungen im Fettgewebe. Nun ist Fettgewebe zunächst etwas sehr Wichtiges und Gutes, sonst wärst du zum Beispiel viel temperaturanfälliger. Aber wen interessiert das schon am Badestrand. Wie oben bereits beschrieben, ist Fettgewebe häufig auch ein Lager für Substanzen, die dein Körper zwar aufgenommen hat, die er aber nicht wirklich verwerten kann und die sogar Schaden anrichten können – also Giftstoffe.

Giftstoffe sind der Grund, warum man beim Fasten häufig Übelkeit und Schlappheit entwickelt. Sie werden beim Fettabbau freigesetzt und gelangen ins Blut. Bleiben sie im Fettgewebe, kann das Entzündungen verursachen, welche die Kollagenstrukturen im Bindegewebe und die kleinen Blutgefäße (Kapillaren) angreifen. Punkt eins.

Der zweite Punkt ist sozusagen »ungerecht« und hat mit Gleichberechtigung nicht viel zu tun: Bei Frauen organisiert sich das Fettgewebe anders als bei Männern. Frauen haben größere Fettkammern, die senkrecht nach oben verlaufen. Je mehr diese Kammern gefüllt sind, desto mehr wölben sie sich in Richtung Leder- und Oberhaut. Dies ist besonders gut zu sehen, wenn man die Haut zusammenkneift. Bei Männern sind diese Kammern kleiner und schräg angeordnet, sodass sie ein ebenmäßigeres Hautbild aufzeigen und beim Kneiftest keine Dellen sichtbar werden.[142]

Punkt drei: Der Hauptgrund findet sich auf der hormonellen Ebene, Cellulite scheint mit einer Dysbalance des weiblichen Hormons Östrogen zusammenzuhängen. Dadurch verliert die Haut ihre Spannkraft und das Bindegewebe erschlafft.

Punkt vier: Ein weiterer Einflussfaktor für das Sichtbarwerden dieser Fettkammern ist neben dem Übergewicht auch das Ausdünnen der Haut durch zu viel Stress.

ERSCHLAFFEN DES BINDEGEWEBES

Die wichtigsten Zellen des Bindegewebes sind die Fibrozyten. Das sind Zellen, die Kollagen (Eiweißfasern) produzieren, die für die Zugfestigkeit und Stabilität des Gewebes elementar sind. Zwischen den Kollagenfasern ist Hyaluronsäure eingelagert, die eine große Menge an Feuchtigkeit binden kann. Feuchtigkeit ist sehr wichtig für die Haut, es darf aber auch nicht zu viel Feuchtigkeit ins Bindegewebe gelangen, da sich sonst Ödeme bilden können. Dafür sorgen die Kollagenfasern, die mit den Lymphgefäßen verbunden sind. Ist zu viel Feuchtigkeit eingelagert, öffnen die Kollagenfasern die Lymphgefäße, damit das Wasser abfließen kann.

Damit du ausreichend Kollagen und Hyaluronsäure bilden kannst, brauchst du eine gute Östrogen-Progesteron-Balance. Im Alter und bei erhöhtem Stress verändert sich diese. Dadurch verringert sich das Kollagen, die Kollagenfasern können einerseits nicht mehr so viel Flüssigkeit einlagern und andererseits den Flüssigkeitshaushalt im Bindegewebe nicht mehr so gut organisieren, es kommt vermehrt zu Ödembildung.[143]

Du kannst einiges aktiv gegen Cellulite unternehmen: viel Bewegung, wenig Stress, wenig tierische Produkte essen, eine hormonfreie Schwangerschaftsverhütung nutzen und nicht rauchen – aber irgendwann spielt die genetische Veranlagung mit herein und auch das Alter schlägt zu.

Die Haut wirkt wie ein Stützstrumpf. Eine spannfeste, kräftige Haut reduziert die Gefahr von Wasseransammlungen, indem sie das Wasser aus dem Bindegewebe abpresst, es kann in den Kapillaren abfließen. Die Haut dünnt mit dem Alter aber immer mehr aus. Einerseits durch natürliche hormonelle Veränderungen, andererseits immer häufiger – auch vorzeitig – durch erhöhten Stress. Das Stresshormon Adrenalin lässt die peripheren Blutgefäße enger werden. Dadurch wird die Haut schlechter versorgt, Talgdrüsen werden weniger, das Bindegewebe dünnt aus. Das Stresshormon Cortisol ist auch nicht unbeteiligt, es sorgt für eine Fettumverteilung: Stammfett wird auf- und Unterhautfettgewebe abgebaut, was die Haut nochmals dünner macht. Männer haben deutlich mehr Talgdrüsen als Frauen, so wird die Haut besser gefettet und geschmeidig gehalten. Zudem ist die Hornhaut bei Männern um 20 Prozent dicker, ihre Lederhaut enthält mehr elastische Fasern und kann mehr Feuchtigkeit binden.[142] Warum die Natur das für nötig empfunden hat, kann ich wirklich nicht sagen – »ungerecht« ist es allemal ...

Nahrungsmittelunverträglichkeiten

Nahrungsmittelunverträglichkeiten (Intoleranzen) häufen sich, vor allem bei jüngeren Menschen. Laut einer Umfrage des Magazins »Spiegel« verzichten 23 Prozent der Deutschen auf eines oder mehrere Lebensmittel. Einige Menschen verzichten, obwohl sie nicht tun müssten, andere essen alles, obwohl sie besser auf das eine oder andere verzichten sollten.

Die Liste der Unverträglichkeiten ist lang: Gluten im Weizenmehl, Laktose in der Milch, Fruktose im Obst, Histamin in Rotwein oder Käse etc. Die Unverträglichkeit entwickelt sich meist schleichend. Irgendwann merkt man, dass man immer wieder mal Durchfall oder einen Blähbauch bekommt. Es gibt auch andere Symptome, wie eine Verschlechterung der Konzentrations- oder Merkfähigkeit. Diese würde man aber vermutlich nicht so direkt beobachten oder auf eine Nahrungsmittelunverträglichkeit zurückführen.

Das Verständnis für Intoleranzen ist inzwischen gewachsen und es gibt gute Tests, um Gewissheit zu bekommen. Du kannst aber auch selbst testen, indem du Woche für Woche eines der »verdächtigen« Nahrungsmittel weglässt. Vor allem die Kohlenhydratunverträglichkeit (Gluten, Fruktose etc.) kann mit Übergewicht im Zusammenhang stehen, weil es zu einer latenten Unterzuckerung und Heißhungerattacken kommt.

Wir gehen die wichtigsten Unverträglichkeiten mal kurz zusammen durch.

Gluten

Im Lauf der Jahrtausende wurden zahlreiche neue pflanzliche wie tierische Nahrungsquellen aufgetan. Diese Kultivierung erfolgte durch Züchtung, Kochen oder Fermentieren. Durch Züchtung wurde beispielsweise der Glutenanteil von Getreide immer mehr reduziert. Inzwischen wird dieser wieder angehoben, weil es das Getreide widerstandsfähiger macht und zu einer besseren Verarbeitungskonsistenz von Brot und Teigwaren führt.[20, 38] Die andere Seite ist, dass immer mehr Menschen mit einer Glutenunverträglichkeit (Zöliakie) reagieren.

Gluten oder auch Klebereiweiß (»Weizenkleber«) hilft der Pflanze, sich vor Fressfeinden zu schützen, indem es bei Insekten ein wichtiges Verdauungsenzym hemmt. Etwas Ähnliches macht es beim Menschen auch. Weizen besteht zwar nur zu 10 bis 15 Prozent aus Protein, aber 80 Prozent davon sind Gluten.

Gluten setzt sich aus zwei Proteinen, Gliadin und Glutenin, zusammen. Insbesondere die Gliadine sind für die Immunreaktion bei der Zöliakie verantwortlich und führen zu einer Zerstörung der Darmschleimhaut. Dabei wandert das Protein teilweise unverdaut durch die Darmzellen und lockert die Verbindungen zwischen einzelnen Zellen auf.[144] Betroffene leiden unter starken Krämpfen und schaumigem Stuhl. Der Körper beginnt mit der Zeit, Gliadin-Antikörper zu bilden, die sich gegen die Darmschleimhaut richten und die feinen Mikrovilli (fadenförmige Zellfortsätze auf Darmzotten, verbessern die Resorption von Stoffen) zerstören.[145]

Gluten hat noch eine andere Wirkung: Bereits im Magen kann es durch die Einwirkung der Magensäure zu kleinen Polypeptiden (Aminosäure-Verbindungen) zerfallen. Diese können die Blut-Hirn-Schranke durchqueren und docken an den Morphinrezeptoren im Gehirn an. Das sind dieselben Rezeptoren, an denen Opiate wie Heroin ansetzen.[146] Weizenprodukte, insbesondere Gluten, machen also süchtig.

Die Entzugssymptome kannst du an dir austesten, wenn du eine Woche mal komplett auf glutenhaltige Kohlenhydrate verzichtest. Dazu zählen alle Produkte, die Weizen, Roggen, Gerste, Hafer, Dinkel, Grünkern, Urkorn, Kamut oder Emmer sowie Hart- und Weichweizengrieß enthalten. Konkret gesagt: Teig- und Backwaren wie Brot, Gebäck und Kuchen, Nudeln, Fertiggerichte mit glutenhaltigen Bindemitteln, Müsli, Malzgetränke, Bier, Whisky, ja sogar Medikamente oder Kosmetika können Gluten enthalten.

Nicht jeder, der glutenhaltiges Getreide zu sich nimmt, entwickelt eine Unverträglichkeit – es passiert nur bei rund einem Prozent der Menschen. Allerdings gibt es immer mehr Menschen, die eine »Glutensensitivität« entwickeln, eine Überempfindlichkeit, die aber nicht immer sofort erkannt wird und sich über Jahre hinweg manifestieren kann. Im Unterschied zu einer Allergie oder Unverträglichkeit zeigen sich keine Veränderungen der Darmschleimhaut. Meist genügt es hier, die Glutenzufuhr einzuschränken. In den anderen Fällen müssen glutenhaltige Produkte vom Speiseplan gestrichen werden.

Um Klarheit zu bekommen, ist es vorteilhaft, zwischendurch glutenhaltige Nahrungsmittel zu reduzieren und zu beobachten, wie es dir danach geht. Da immer mehr Menschen an einer Unverträglichkeit gegen das Getreideeiweiß leiden, entwickelte die Lebensmittelindustrie bereits zahlreiche glutenfreie Produkte, in denen Weizenmehl durch Mais-, Reis- oder Kartoffelstärke ersetzt wird. Dadurch wird zwar keine Immunreaktion mehr ausgelöst, dafür aber eine Blutzucker-Insulin-Spitze. Für Menschen, die gerne abnehmen möchten, also eine gewisse Herausforderung. Es gibt viele Möglichkeiten, den Kohlenhydratanteil in der Nahrung zu verringern. Hier ein Tipp, wie man leckere Brötchen mit weniger Kohlenhydraten = Low (in) carb(ohydrates) auf den Tisch zaubert.

▶ **TIPP: LOW CARB**

Möchtest du beim Abnehmen auf das morgendliche Brötchen nicht verzichten, gibt es zahlreiche gute Low-Carb-Rezepte auf Ei-, Mandel- oder Kokosmehl- und Quarkbasis, die noch mit Sonnenblumenkernen oder Chiasamen verfeinert werden können. Schmeckt lecker! Bei einer Low-Carb-Diät werden die Kohlenhydrate zum Großteil durch Fette und Proteine ersetzt.

Rezept für vier Brötchen
Zutaten:
200 g Magerquark
2 Eier
1 TL Backpulver
1 Prise Salz
50 g Chiasamen
50 g Leinsamen (geschrotet)
25 g Flohsamenschalen
25 g Mandelmehl

Alle Zutaten gut vermengen, vier Brötchen formen und 15 bis 20 Minuten bei 200 Grad Ober- und Unterhitze backen.

Wenn du den Teig bereits abends anrührst und morgens nach dem Aufstehen die Brötchen in den Ofen schiebst, hast du auf die Schnelle eigenes, frisch gebackenes, kalorienarmes Gebäck.

Fruktose

Haushaltszucker besteht aus zwei Molekülen, je einem Molekül Glukose und Fruktose. Letztere galt eine Zeit lang als geeignet für Diabetiker, da es den Insulinspiegel nur langsam erhöht. Inzwischen weiß man es besser. Denn Fruktose allein ist nicht nur ungesund, sondern auch maßgeblich an der Entstehung von Übergewicht beteiligt.

Man geht weiterhin davon aus, dass rund ein Drittel der Bevölkerung von Fruktoseintoleranz oder -malabsorption (mangelhafte Aufnahme im Körper) betroffen ist. Die Ursache dafür könnte ein überlastetes Fruktose-Transportsystem im Dünndarm sein.[38] Dabei wird Fruktose nicht vollständig aus dem Dünndarm aufgenommen und gelangt weiter in den Dickdarm, wo sie von Bakterien zu Wasserstoff, Kohlendioxid und kurzkettigen Fettsäuren verstoffwechselt wird.

Viele kurzkettige Fettsäuren sind zwar gut und wichtig für den Darm, diese hier jedoch nicht, denn sie werden in Alkohole und Aldehyde (Fuselalkohole) umgewandelt, von denen einige sehr giftig sind. Diese Stoffe werden zum Teil resorbiert oder abgeatmet. Wasserstoff im Atem kann deswegen als guter Nachweis für eine Fruktoseintoleranz dienen, er ist Teil von Fruktoseintoleranz-Tests.

Die Bildung von kurzkettigen Fettsäuren kann zu Durchfall führen, weil sie durch osmotischen Druck Wasser in den Darm ziehen, die Bildung von Kohlendioxid hingegen führt zu Blähungen.[38] Weitere Symptome einer Fruktoseintoleranz: Darmgeräusche zwischen 30 und 90 Minuten nach dem Essen, Müdigkeit, Stimmungsschwankungen und sogar Depressionen, denn Fruktose führt zu Resorptionsstörungen der Aminosäure Tryptophan, die im Körper in Serotonin (»Glückshormon«) umgewandelt wird.

Die lebenswichtige Aminosäure Tryptophan kann vom Körper nicht gebildet werden und muss mit der Nahrung zugeführt werden. Um den Tryptophanhaushalt im Körper zu füllen, kannst du zum Beispiel (Thun-)Fisch, Tomaten, Wal-, Hasel- und Cashewnüsse, Kürbiskerne, Eier und Spirulina-Algen essen. Tryptophan kannst du aber auch durch Sport bilden: Werden die Muskeln aktiviert, verbrauchen sie sogenannte Konkurrenz-Aminosäuren von Tryptophan (Valin, Leucin und Isoleucin), sodass Tryptophan wieder frei zur Verfügung steht.

ZUCKER-HIGH

Wenn du Zucker konsumierst, wird Insulin aktiviert. Insulin schaufelt den Zucker nicht nur in die Zellen, sondern beeinflusst die Blut-Hirn-Schranke so, dass Tryptophan leichter ins Gehirn gelangt. Dort führt mehr Tryptophan zu mehr Serotonin und einem entsprechenden Glücksgefühl. Das ist die Erklärung für das sogenannte Zucker-Stimmungshoch (Zucker-High). Der Fruktoseanteil im Zucker führt allerdings auf längere Sicht zu einem Tryptophanmangel, da Fruktose die Tryptophan-Aufnahme bremst. Der Glukoseanteil im Zucker aktiviert derweil Insulin, und das noch vorhandene Tryptophan wird kurzzeitig ins Gehirn geschleust. Du hast dann ein kurzes Stimmungshoch, dauerhaft nimmt deine Stimmung wegen des fortschreitenden Tryptophanmangels aber eher ab. Dies führt zu einem regelrechten Teufelskreis – und irgendwann bist du nur noch auf der Suche nach dem nächsten »Zucker-High«.

Laktose

Laktose (Milchzucker) kommt in erster Linie in Milcherzeugnissen vor. Inzwischen nutzt die Lebensmittelindustrie Milchzucker aber immer häufiger auch in anderen Produkten, um den Geschmack zu heben. Laktose ist ein Zucker, der aus Glukose und Galaktose besteht. Im Darm wird dieser Doppelzucker mithilfe des Laktase-Enzyms zerlegt. Bei der Laktoseintoleranz liegt entweder ein angeborener Mangel dieses Enzyms vor oder die Enzym-Aktivität lässt mit zunehmendem Alter nach. Das macht durchaus Sinn, denn damit sorgt die Natur sozusagen dafür, dass die Erwachsenen den Kindern nicht die Milch wegtrinken. Besonders verbreitet ist die Laktoseintoleranz bei Asiaten und Afrikanern. Bei nördlichen Völkern tritt sie weniger häufig auf. Offenbar, weil dort durch Sonnenmangel bestimmte Inhaltsstoffe der Milch auch im höheren Alter notwendig sind.

In einigen Fällen entwickelt sich eine Laktoseintoleranz auch sekundär, beispielsweise als Folge einer Schädigung der Darmschleimhaut. Deswegen geht sie auch oft mit einer Fruktoseintoleranz einher. Wird Laktose nicht gespalten und in den Dünndarm aufgenommen, gelangt das Molekül in den Dickdarm und wird dort von Darmbakterien in Wasserstoff, Kohlendioxid und kurzkettige Fettsäuren umgewandelt. Auch hier ist der Effekt ähnlich wie bei der Fruktoseintoleranz: Kohlendioxid verursacht Blähungen, und diese Form der kurzkettigen Fettsäuren ziehen aufgrund ihrer osmotischen Eigenschaften Wasser in den Darm. Es entstehen gurgelnde Darmgeräusche und Durchfall. Darüber hinaus können Symptome wie Sodbrennen, Müdigkeit und Migräne vorkommen.

Ein Literaturtipp: Wenn du von einer Intoleranz betroffen bist und mehr zu dieser Thematik erfahren möchtest, lohnt es sich, das Buch »Wegweiser Nahrungsmittel-Intoleranzen« von Maximilian Ledochowski[38] zu lesen.

Eine lebenslange Diät?

Was kann man überhaupt noch essen? Du hast dich sicher schon gefragt: Wo bleibt denn der Spaß, seiner Lust einfach freien Lauf zu lassen? Musst du jetzt dein Leben lang auf Diät – und unglücklich – sein?

Du bist eigentlich schon die ganze Zeit auf einer »Diät«, denn eine Diät im ursprünglichen Sinn ist schlicht und ergreifend eine Ernährungsroutine, bestehend aus Menge, Frequenz und Inhalt. Diese Variablen kannst du beeinflussen und eine gesündere Ernährungsroutine finden. Du musst auch nicht komplett auf Süßes verzichten, solange du Maß hältst.

Diäten in einschlägigen Zeitschriften suggerieren, dass du einfach weniger oder spezielle Dinge essen solltest, und das Abnehmen geht von allein. Das scheint logisch gedacht, führt aber meistens nicht zum Erfolg, sondern in den meisten Fällen zum Heißhunger und Jo-Jo-Effekt.

Viele der »In 2 Wochen schlank«-Diäten schlagen eine tägliche Zufuhr von 600 bis 1000 Kalorien vor. Jedoch wurde wissenschaftlich belegt, dass unser Körper erst bei einer Aufnahme von mindestens 1200 Kalorien pro Tag nicht im »Notfallmodus« agiert.

In diesem »Notfallmodus« werden tiefgreifende Stoffwechselprozesse ausgelöst, andere wiederum werden deaktiviert. Letztere tragen dazu bei, dass das Wenige, was gegessen wird, umso effektiver verstoffwechselt werden kann. Gleichzeitig ist der Körper im Alarmzustand und umso stärker darauf fokussiert, wo er Essen herbekommt.

Alle längerfristigen Diäten mit weniger als 1200 Kalorien täglich gehen mit einer Mangelernährung einher, sie sind daher ungesund und setzen den Körper unter Stress. Außerdem führt eine niedrige Kalorienzufuhr über einen längeren Zeitraum dazu, dass der Körper nicht nur seinen Grundumsatz (Energiebedarf) herabsetzt, sondern auch auf die eigene Substanz, also Muskelmasse zurückgreift. Somit wundert es nicht, dass solche Diäten eine hohe Abbrecherquote und fast immer einen Jo-Jo-Effekt zur Folge haben. Nach Beendigung dieser Diäten braucht der Körper mehrere Wochen, um den Grundumsatz wieder anzuheben, und sorgt gleich, durch Anlegen von Fettdepots, für künftige schlechte Zeiten vor. Häufige Diäten machen also eher dauerhaft dick als dünn.

Ohne hier näher auf die zahlreichen Diäten einzugehen, möchte ich einige anführen, die mir am effektivsten erscheinen: Keto, Paleo, Atkins, Clean Eating, Glyx, Logi, Trennkost, Low Carb. Ihnen scheint eines gemeinsam zu sein: sie werden mit Bewegung kombiniert und sind frei von industriellen Nahrungsmitteln. Tierische Produkte zu reduzieren, kann auch nicht schaden. Das sogenannte »Clean Eating« erfüllt alle diese Anforderungen. Es setzt darauf, alles selbst zu kochen, mit viel Gemüse, am besten bio und vielfältig, ganz ohne chemische oder industriell gefertigte Produkte.

Mehrere weise Menschen haben bereits festgestellt: »Wenn man immer nur das Gleiche tut, wird man auch immer nur das gleiche Ergebnis haben.«

Dieser sinnige Spruch hat auch in Sachen Ernährung große Bedeutung. Es geht darum, eine neue Lebensweise zu wählen, die du dauerhaft umsetzen kannst. Zum Beispiel, dass du dich jeden Tag bewegst, dass du nur zwei oder maximal drei Hauptmahlzeiten isst und dazwischen nichts. Dass du auf deinen Körper hörst, wie er auf das Essen reagiert: Wirst du müde und schlapp, oder fühlst du dich besser? Durch diese Beobachtung kannst du rückwirkend feststellen, ob das Essen zu dir passt oder nicht, und du kannst es auf deine »Top oder Flop«-Liste setzen.

Noch ein paar Worte zur kohlenhydratarmen Ernährung (Low Carb). Was diese schwer macht, ist meist das Frühstück. Bei einem »normalen«, traditionellen Frühstück gibt es fast nichts ohne Zucker und Kohlenhydrate. Es scheint unmöglich, eine alternative volle Mahlzeit zu generieren. Was darf noch gegessen werden? Na ja, zum Beispiel Gemüse, Nüsse, Hülsenfrüchte und vor allem Gemüse – und fast hätte ich es vergessen: Gemüse ...

Wie kann man daraus ein Frühstück machen, das schmeckt? Zunächst musst du dich wohl oder übel vom »süßen Frühstück« verabschieden. Stattdessen gibt es Salate wie Tomaten-, Avocado- oder Spargelsalat. Du wirst in deinem Kühlschrank definitiv ein Fach für Gemüse frei machen müssen. Einmal in der Woche darf es auch ein Omelett sein.

Einige lassen das Frühstück auch komplett weg und trinken einfach nur Tee. Für Abnehmwillige gibt es zum Beispiel zahlreiche Low-Carb- und Clean-Eating-Rezepte im Internet. Hast du mal Lust auf Süßes, kannst du dir einen Löffel Erdnussbutter, Kokos- oder Cashewmus gönnen oder hin und wieder etwas Obst. Anfangs bedeutet die Low-Carb-Ernährung sicherlich eine große Umstellung, hat man sich mit dem Einkaufen aber organisiert und ein paar Kochrezepte parat, spürt man eigentlich keinen Verzicht mehr. Nach zwei Wochen ohne Kohlenhydrate merkst du deutlich weniger Gelüste nach Süßem, was das Einhalten der Diät sehr erleichtert. Die meisten Menschen berichten, dass sie sich damit besser und fitter fühlen. Es ist auf jeden Fall einen Versuch wert.

✪ Das Wichtigste nochmals in Kürze

Wer stets seinem Hungertier, seinem Appetit, seiner Lust nachgibt und sich wenig bewegt, hat irgendwann mit Folgen für die Gesundheit zu rechnen. Wenn man zu viele tierische und zuckerhaltige Produkte isst, entsteht eine Übersäuerung des Körpers, dabei verändert sich das Milieu der Zellen, es bilden sich Schlackenstoffe und Entzündungen. Eine ausgewogene Ernährung mit regelmäßigen Mahlzeiten ist die Basis für ein gesundes Leben. Beim Abnehmen verhindert sie den gefürchteten Jo-Jo-Effekt.

6. KAPITEL
Die Schaltzentralen deiner Energieversorgung

Das Hungertier wird immer dann aktiv, wenn die Energieversorgung knapp wird. Der Hauptauslöser ist Stress, das haben wir inzwischen herausbekommen. Stress wirkt auf verschiedenen Ebenen. Er beeinflusst nicht nur die Verdauung und die Darmbakterien, ein äußerst wichtiger Aspekt bei der Energieversorgung. Er wirkt sich auch auf den Stoffwechsel (Metabolismus) aus, also ob du Energie effektiv verbrennen kannst oder in einem Energiesparmodus bist. Zu allem Überfluss beeinflusst Stress auch noch deine Gene und Hormone. Es gibt also einige Stellschrauben, die sich auf deinen Grundenergieumsatz auswirken – und die du selbst wieder festziehen kannst. Doch wie?

Wie deine Gene das Hungertier beeinflussen

Wissenschaftler haben in den letzten Jahren herausgefunden, dass das Genom des Menschen nicht so unveränderbar ist, wie man bislang dachte. Im Gegenteil, es scheint sich anpassen und verändern zu können. Gene werden »an-« und »ausgeschaltet«, ihre Produktionsrate wird gedrosselt bzw. gesteigert.

Die Gene steuern deinen kompletten Verdauungsapparat in Form von Enzymen, Hormonen und anderen Faktoren. Auch dein Stoffwechsel, also wie du die Nahrung verbrennst, ist sehr stark von den Genen abhängig. Du kannst deine genetische Ausstattung zwar nicht austauschen, aber du kannst sie optimieren. Dein Stoffwechsel ist also nicht unveränderlich, sondern er kann schneller oder langsamer gemacht werden.

Die Epigenetik erforscht, wie schnell sich unsere Genaktivität an veränderte Lebensumstände und Nahrungsangebote anpassen kann. Ein Forschungsteam hat herausgefunden, dass kultivierte Magenzellen (Zellen, die in einer künstlichen Nährlösung schwimmen) auf einen erhöhten Kaffeekonsum reagieren, indem die entsprechenden Gene aktiviert werden, die zur Verdauung von Kaffee gebraucht werden. Wenn du viel Kaffee trinkst, gewöhnt sich dein Körper daran, indem er einige Gene hoch- und andere herunterfährt. Das Gleiche gilt für andere Nahrungsmittel auch. Trinkst du gern Wein, dann werden mehr Enzyme gebildet, um Alkohol abzubauen. Isst du viel Zucker, dann entstehen mehr Enzyme, die Zucker verarbeiten usw.

Wir unterliegen einem interessanten Wechselspiel: Auf der einen Seite beeinflussen die Nahrungsmittel deine Zellen und dein Erbgut, auf der anderen Seite hat dein Erbgut Einfluss auf die Verwertung der Nahrungsmittel.

Gabriele Stangl vom Institut für Agrar- und Ernährungswissenschaften der Martin-Luther-Universität Halle-Wittenberg behauptet, dass jeder Nahrungsbestandteil die Gene beeinflusst. Das bedeutet im Umkehrschluss auch, dass sich der Mensch deutlich schneller als bisher vermutet an seine Umwelt anpassen kann. Ist das nun ein Freifahrtschein, um viel und ungesund zu essen? Natürlich nicht! Denn Nahrungsmittel haben unterschiedliche Wirkungen auf den Körper, einige davon sehr schädliche.

Wenn du deinen Lebensstil verbesserst, kannst du deine Zellen sogar verjüngen. Man hat inzwischen so etwas wie einen Jungbrunnen gefunden. Doch nicht wundern, es ist etwas, was du schon lange kennst: An den Enden deiner DNA befinden sich die sogenannten Telomere. Je älter die Zelle, desto kürzer die Telomere, und wenn die Telomere abgebaut sind, dann stirbt die Zelle. Die Telomere sind so etwas wie die innere Uhr einer Zelle. Ein Forscherteam hat herausgefunden, dass man diese Uhr zurückdrehen kann. Und zwar ganz simpel: mithilfe von Bewegung und gesunder Ernährung! Dadurch werden die Telomere nicht nur langsamer abgebaut, sondern sie wachsen teilweise sogar wieder nach. Der Alterungsprozess wird nicht nur angehalten, sondern sogar hinausgezögert.[147-149]

Du musst dich nicht einmal »irgendwie« gesund ernähren, mit ganz viel Bio und »Organic«. Inzwischen ist es möglich, sich anhand eines Gentests (Nutrigenomik) ganz individuell die optimale Ernährung bestimmen zu lassen. Dabei kannst du erfahren, was dein Körper gut verträgt, wogegen du allergisch bist und was du besser nicht essen solltest. Derzeit sind diese Gentests noch recht teuer, aber sie werden von Jahr zu Jahr günstiger. Es ist sicherlich interessant, auf diese Art herauszufinden, mit welchen Nahrungsmitteln der Körper gut umgehen kann und mit welchen nicht so gut.

Einige Klienten sind überrascht, wenn sie die Ergebnisse eines Lebensmittelallergietests erhalten. Da wird dann zum Beispiel eine Allergie gegen Eier oder Mandeln attestiert. Manchmal sind das sogar Lieblingsspeisen, auf die man ungern verzichten möchte. Dein Körper spürt also nicht immer, wenn er irgendwas nicht so gut verträgt. Vielleicht, weil die allergische Reaktion gering ist oder weil du dich schon an einen gewissen körperlichen Zustand gewöhnt hast.

Ein häufiges Phänomen bei Ernährungsumstellungen ist die Angst vor der plötzlichen Energie, die einige Patienten entwickeln.

Fallbeispiel

Eine Klientin meinte einmal zu mir, dass sie sich schuldig fühle, wenn sie gesünder isst und dadurch mehr Energie hat. Als ich sie fragte, wofür sie sich schuldig fühle, meinte sie nach einigem Überlegen: »Wenn ich mehr Lebenskraft habe, gibt es keinen

Grund mehr, auch mal Pause zu machen und mich zurückzuziehen. Dann steigen die Erwartungshaltungen meiner Familie und meine eigenen natürlich auch. Es darf mir nicht zu gut gehen, sonst powere ich mich noch mehr aus.« Eine interessante Beobachtung, die ich immer wieder in den verschiedensten Situationen erleben konnte.

Manche Menschen essen auch unbewusst ungesunde Dinge, um nicht zu viel Energie zu haben, um nicht noch mehr geben zu müssen. Ist das nicht paradox? Bei der Frage, was sie bräuchte, um den Energieüberschuss, der durch eine gesündere Lebensweise entsteht, so einzusetzen, wie sie es gerne möchte, antwortete meine Klientin: »Gelassenheit und Mut!« Sie meinte damit den Mut, Erwartungen von anderen und sich selbst auch mal zu enttäuschen, und den Mut, Grenzen zu setzen, Nein sagen und mal die Verantwortung abgeben zu können, ohne schlechtes Gewissen.

Es ist wichtig zu spüren, wo du vielleicht auch mal zu aktiv bist, zu viel Verantwortung übernimmst und auch mal etwas Kontrolle abgeben solltest. Und das alles, ohne dich durch ungesunde Ernährung in einem niedrigen Energielevel zu halten.

Wie erfährt man etwas über den eigenen Stoffwechsel und die persönliche Genaktivität, ohne einen teuren Gentest machen zu müssen? Es gab schon immer Bemühungen, anhand von Äußerlichkeiten Rückschlüsse auf die Gesundheit oder sogar Charaktereigenschaften zu ziehen. Menschen mit einem markanten Kinn gelten als durchsetzungsfähig, Frauen mit vollen Lippen als sinnlich, und eine hohe Stirn deutet auf ein analytisches Wesen hin. Weiterhin gibt es Rückschlüsse auf die Stoffwechseltypen. Wenn du beispielsweise breite Schultern hast, zu trockener Haut neigst, klein bist, dünne oder dicke Knochen hast, kann dies Hinweise auf den Stoffwechsel bieten.

Forscher haben den Zusammenhang zwischen Erscheinungsbild und Stoffwechsel untersucht und ein System dazu entwickelt: das sogenannte Metabolic Typing (Stoffwechseltypisierung). Es orientiert sich an verschiedenen Faktoren: Nervensystem, Drüsen und Hormone, katabolischer und anabolischer Stoffwechsel (katabolisch = abbauend/auszehrend, anabolisch = erhaltend/aufbauend), regionale Herkunft, Blutgruppe usw.

All diese Aspekte haben verschiedene Ausdrucksformen. Dabei wird unterschieden, was für ein Verbrennungstyp du bist. Wenn du ein »Langsamverbrenner« (Betatyp) bist, verträgst du Zucker ganz gut. Bist du ein »Schnellverbrenner« (Glykotyp), magst du es lieber salzig und bist eher überdreht und nervös.

Dann gibt es noch die Typunterscheidung, welcher Zweig deines autonomen Nervensystems dominanter ist, der Sympathikus oder der Parasympathikus. Bist du ein Sympathikustyp, heißt das natürlich, dass du sympathisch bist, aber eben auch, dass du schnell auf Stress reagierst, zu trockener Haut neigst und von deiner Statur her eher groß bist.

Metabolic Typing macht auch Angaben zum »Drüsentyp«, also welche deiner hormonproduzierenden Drüsen besonders aktiv sind, denn damit gehen auch bestimmte Vorlieben und Geschmäcker einher. Diese führen dazu, dass man von einer Sache mehr isst, als man eigentlich verstoffwechseln kann.

Es gibt noch viele weitere Merkmale, von denen ich in der Tabelle unterhalb einige grob auflliste. So kannst du schon mal einen ersten Eindruck gewinnen, welcher Stoffwechseltyp du sein könntest. Wenn du bei mehreren Merkmalen ein Häkchen gesetzt hast, müsstest du in einer detaillierteren Analyse dein dominantes Stoffwechselsystem definieren. Wenn du mehr darüber herausfinden willst, dann empfehle ich dir das Buch »Metabolic Typing. Essen, was mein Körper braucht« von William L. Wolcott[150], oder du informierst dich bei ausgebildeten Ärzten oder Heilpraktikern.

WELCHER STOFFWECHSELTYP BIN ICH?

Autonomes Nervensystem	Parasympathikus	Klein	
		Feuchte, ölige Haut	
		Hautausschläge	
		Depression	
		Schnelle Verdauung	
	Sympathikus	Groß	
		Trockene Haut	
		Akne	
		Ängstlichkeit	
		Schlechte Verdauung	
Verbrennungssystem	Schnellverbrenner	Aufgedreht, aber erschöpft	
		Vorliebe für Salz	
		Starker Appetit	
	Langsamverbrenner	Schwacher Appetit	
		Verträgt Zucker gut	
		Wenig Energie	

		Tachykardie (Herzrasen)	
Anabolischer und kataboler Stoffwechsel	Anabolisch (aufbauend, bewahrend)	Ständig müde	
		Verstopfung	
	Katabolisch (abbauend, auszehrend)	Bradykardie (langsamer Herzschlag)	
		Durchfall	
		Schlaflosigkeit	
Drüsensystem	Schilddrüse	Dünne Knochen	
	Nebennieren	Dicke Muskulatur	
	Eierstöcke	Schmaler Brustkorb, breite Hüften	
	Hypophyse (Hirnanhangdrüse)	Großer Kopf	

Weitere Hinweise auf deinen Stoffwechsel kann auch deine Blutgruppe geben, denn das Gen, das dazu führt, dass du eine der vier Blutgruppen hast (0, A, B oder AB), ist nur eine Ausprägungsform dieses Gens. Es kann noch mehr. Es beeinflusst nicht nur das Blut, sondern auch Stoffwechselvorgänge. Wie macht es das? Das Blutgruppengen steht im Zusammenhang mit Nachbargenen und beeinflusst deren Aktivität.

Der US-amerikanische Naturheilkundler Peter J. D'Adamo hat sich viele Jahre mit der Erforschung des Blutgruppeneffekts auf die Ernährung auseinandergesetzt. Er stellte fest, dass das Gen, das Dopamin in Noradrenalin umwandelt, direkt neben dem Blutgruppen-Gen sitzt. Noradrenalin ist ein wichtiges Stresshormon, Dopamin ist das »Belohnungshormon«. So wie dieses Gen liegen noch viele andere Gene in der Nähe des Blutgruppen-Gens und beeinflussen einander.[151]

D'Adamo konnte beobachten, dass die vier unterschiedlichen Blutgruppen jeweils einen anderen Einfluss auf den Stoffwechsel haben. Menschen mit der Blutgruppe 0 und B vertragen beispielsweise Fleisch besser, während solche mit Blutgruppe A Getreide gut verstoffwechseln. Blutgruppe 0 sollte Weizen meiden, Blutgruppe A Tomaten, Auberginen und Kichererbsen, Blutgruppe B Mais, Soja und Linsen und Blutgruppe AB Huhn, Mais und Bohnen. Inzwischen wurde eine eigene Diät, die Blutgruppendiät, daraus entwickelt.

Beim Thema Gene ist Folgendes interessant: Wenn eine Schwangere zu viel isst und übergewichtig ist, prägt das die Gene des Kindes, sodass es später mit hoher Wahrscheinlichkeit ebenso unter Übergewicht leiden wird. Diese (seelische und körperliche) Prägung nennt man fetale Programmierung. Spätere genetische Veränderungen sind leichter wieder rückgängig zu machen als im Mutterleib geprägte Veränderungen.

Auch wenn die Gene dein Übergewicht begünstigen und es dir schwerer machen, abzunehmen, gibt es eine gute Nachricht: Du kannst durch hochwertige Ernährung, eine gesunde Lebensweise und viel Bewegung alles schaffen – sogar deine Gene optimieren!

Metabolische Flexibilität

Im Lauf der Evolution hat der Mensch gelernt, sich an viele verschiedene Gegebenheiten anzupassen. In diesem Sinn haben bereits unsere Vorfahren einen recht flexiblen Stoffwechsel entwickelt. Wir können sowohl Kohlenhydrate also auch Fette und Eiweiße essen – viele Tiere können beispielsweise nur Pflanzen verdauen. Ein Extremfall sind erwachsene Pandabären. Sie fressen fast ausschließlich Bambus, und zwar enorme Mengen von zehn bis vierzig Kilogramm pro Tag. Menschen stehen in Sachen Ernährung am anderen Ende der Vielseitigkeitsskala.

Der Mensch entwickelte verschiedene Stoffwechselprogramme, um sein Überleben zu sichern. Etwa eines, um längere Zeit ohne Essen auszukommen. Dann eines, um in extremen Stresssituationen schnell immense Mengen an Energie zu mobilisieren, um zu kämpfen oder zu fliehen. Und ein Programm, um trotz geringer Nahrung für längere Zeit aktiv und konzentriert zu bleiben – um weitere Nahrungsquellen zu finden.

Diese Stoffwechselprogramme können je nach Bedarf angeschaltet werden und – aus unterschiedlichen Quellen – Energie produzieren. Das erhöht die Überlebenschance und trägt zu einer optimalen Auslastung unseres Körpers bei. Bei langen Fastenzeiten wird die Körperfettverbrennung angezapft. Die Proteolyse, die Glukosegewinnung aus körpereigenen Eiweißen, wird bei kürzeren Fastenzeiten aktiviert. Die Ketonkörper (Abbauprodukte von Fettsäuren) und Laktat in der Muskulatur sind vor allem wichtig für schnelle Energieschübe und Aktivität trotz geringer Nahrungsverfügbarkeit. Diese Programme stehen theoretisch jedem stolzen Besitzer eines menschlichen Körpers zur Verfügung. Aber irgendetwas hat sich geändert.

Rund 84.000 Generationen lang hat der Homo sapiens die metabolische Flexibilität optimiert.[152] Dann kam die Industrialisierung – und innerhalb ein paar Generationen veränderte sich unser Leben radikal. Mit der Industrialisierung entstanden Nahrungsmittel, deren Energiedichte künstlich erhöht wurde, dauerhafter psycho-emotionaler Stress und ein dramatischer Mangel an Bewegung. Als Antwort darauf entwickelten die Menschen Übergewicht und zahlreiche Krankheiten. Unsere metabolischen Programme, die langsam wuchsen und uns bis heute überleben ließen, werden nun plötzlich nicht mehr gebraucht. Sie führen uns sogar in die größte Epidemie der westlichen Gesellschaft, ins Übergewicht.

Die einzige Chance, dem Übergewicht entgegenzuwirken, ist es, wenn du diese metabolischen Programme reaktivierst und Routinen entwickelst, um deine metabolische Flexibilität zu nutzen. Dazu musst du dich nicht in den Busch schlagen oder wie der Neandertaler tagelang auf Nahrungssuche gehen. Wenn du willst, dass dein Körper schnell in die Fettverbrennung schalten kann, musst du dieses Programm tatsächlich trainieren und regelmäßig benutzen. Die optimalen »Trainingsmethoden« sind: Fasten, tägliche Bewegung, Sport und gesundes, maßvolles Essen.

Der Morgen ist beispielsweise eine perfekte Zeit für intermittierendes Fasten und Bewegung.[153, 154] Denn dein System bereitet dich morgens mithilfe eines Cortisolschubs auf Aktivität und Nahrungssuche vor. In dieser Zeit ist die Glukoseverarbeitung des Körpers so eingestellt, dass du keine Nahrung von außen brauchst, sondern deine Energie besonders gut aus körpereigenen Reserven bekommst.

Du kannst also die Zeit, die du normalerweise zum Frühstücken brauchst, gut und gerne durch eine halbe Stunde Joggen ersetzen. Ist das nicht praktisch! Wenn du dann Sport machst, kontrahieren die Muskeln und verbrennen Glukose zu Laktat, eine sehr wichtige Energiequelle. Dein Körper muss sie nur zu nutzen lernen.

Je öfter du Sport machst, desto mehr gewöhnt sich dein System daran, Laktat als zusätzliche Energiequelle – vor allem für das Gehirn – zu akzeptieren. Wenn man Neuronen zwischen Glukose und Laktat wählen lässt, dann bevorzugen sie Laktat. Der Muskelkater, den du die ersten Male verspürst, ist ein sicheres Zeichen, dass das beim Sport entstandene Laktat nicht wirklich genutzt wurde. Je mehr Sport du betreibst, desto seltener bekommst du einen Muskelkater, was ein gutes Zeichen dafür ist, dass dein Körper ein Stoffwechselprogramm erfolgreich reaktiviert hat.

Vorindustrielle Generationen waren in der Lage, innerhalb von Sekunden zwischen den verschiedenen Energiequellen (Laktat, Fettsäure, Ketonkörper, Kohlenhydrate, Proteine) hin und her zu switchen – je nachdem, was gerade gebraucht wurde. Wir haben das verlernt. Sportler und gesundheitsbewusste Menschen haben Ess- und Bewegungsroutinen entwickelt, bei denen sie ihren Körper immer wieder in Zustände versetzen, wo er einfach nicht anders kann, als auf die alternativen Energiequellen zurückzugreifen. Sei es durch kleine Portionen, intermittierendes oder längeres Fasten sowie viel Sport und Bewegung.

Wenn du eine sitzende Tätigkeit ausübst, ohne für ausgleichende Routinen zu sorgen, steigt die Wahrscheinlichkeit, zuzunehmen, gewaltig an.[155] Bei einem sitzenden Lebensstil bräuchtest du auch kaum Kohlenhydrate. Denn diese sind für einen schnellen Energieschub bei Bewegung gedacht und nicht für folgenden, oft üblichen Ablauf: acht Stunden vor dem PC sitzen, dann eine Stunde im Auto und zwei Stunden beim Essen sitzen, dann wiederum drei Stunden zu Hause vor dem PC oder Fernseher sitzen und eventuell eine Stunde im Fitnessstudio an den Geräten sitzen. Sitzen, sitzen, sitzen. Dafür brauchen wir keine Kohlenhydrate. Tatsächlich besteht die westliche Ernährung aber zu rund 50 Prozent aus Kohlenhydraten. Wen wundert es, dass die Energie von schnellen Kohlenhydraten umgehend in die Körperfettdepots eingespeichert wird.

Biologische Rhythmen

Ein biologischer Rhythmus, von dem wir uns immer mehr entfernen, ist der Rhythmus der Jahreszeiten mitsamt der saisonalen Ernährung. Der Körper ist im Herbst darauf eingestellt, besonders schnell zuzunehmen. Dazu wurde sogar extra ein Gen lahmgelegt. Nämlich das Gen, das die Insulinantwort aktivieren würde, wenn wir Fruktose (z. B. reife Früchte) essen. Einzig und allein mit dem Ziel, dass die Fruktose aus Früchten direkt in Fettsäuren verwandelt und an den Muskeln vorbei direkt ins Fettgewebe eingelagert werden kann.

Die Früchte im Herbst sollten Winterspeck garantieren. So legte der frühere Homo sapiens im Herbst gut und gerne 13 Kilogramm an Gewicht zu, was ihn einige Monate durch den Winter bringen sollte.[156]

Wenn du deine Stoffwechsel-Flexibilität erhöhen möchtest, musst du nicht gleich 13 Kilo zunehmen, vor allem wenn dein Herbst schon seit mehreren Jahren andauert ... Ein, zwei Kilo tun es auch. Ein Grund, warum wir im Herbst zunehmen, ist die Obsternte. Wenn du dir den unten abgebildeten Saisonkalender für Obst anschaust, dann kannst du sehen, dass es – mit Ausnahme vom Apfel – jährlich nur eine Phase von etwa vier Monaten gibt, in der die Natur so viel Obst produziert, dass wir uns daran satt essen können.

Früher, als wir noch saisonal gegessen haben, war das die Mastzeit – um eben besser über die kargen Wintermonate zu kommen. Heutzutage haben wir das ganze Jahr über Saison – und wir mästen uns nicht nur mit Obst, sondern mit hoch konzentrierten Zuckerauszügen.

Januar	Apfel
Februar	Apfel
März	Apfel

April	Apfel
Mai	
Juni	Erdbeeren, Himbeeren, Kirschen, Heidelbeeren
Juli	Aprikosen, Brombeeren Erdbeeren, Himbeeren, Pflaumen, Kirschen, Heidelbeeren
August	Aprikosen, Birnen, Brombeeren, Erdbeeren, Himbeeren, Pflaumen, Heidelbeeren
September	Apfel, Birnen, Brombeeren, Himbeeren, Pflaumen, Heidelbeeren
Oktober	Apfel, Birnen
November	Apfel, Birnen
Dezember	Apfel

Im Frühling fällt uns das Abnehmen etwas leichter. Besonders vorteilhaft für die metabolische Flexibilität wäre es, wenn du im Frühling eine längere Fastenzeit einlegst: 7 bis 10 Tage zum Beispiel nur Gemüsebrühe und keine feste Nahrung. Damit trainierst du deine Fähigkeit, Fett zu verbrennen.

Den Rest des Jahres macht es Sinn, die Portionsgrößen zu reduzieren und immer mal wieder intermittierend zu fasten. Dadurch kannst du nämlich weitere metabolische Programme aktivieren: die Proteolyse, die Glukosegewinnung aus Muskelgewebe. Für Sportler ein Graus, denn ihre Muskeln wollen sie keinesfalls verlieren. Für eine kurze Zeit trägt die Proteolyse jedoch zur Erhöhung der Stoffwechsel-Flexibilität und zur Optimierung der Insulin-Sensibilität bei.

Wenn du länger als drei Tage fastest, aktivierst du ein weiteres wichtiges Programm: die Gewinnung von Glukose aus Ketonkörpern.[157] Ketonkörper entstehen beim Abbau von Fett. Je besser dein Körper darauf getrimmt wird, Energie aus Fett zu generieren, desto schneller kann er im Alltag dieses Energieprogramm aktivieren.

Deine metabolische Flexibilität unterscheidet genau zwischen alltäglicher Bewegung und Sport. Mit alltäglicher Bewegung sind vor allem »ruhige« Bewegungen gemeint, zum Beispiel die Menge an Schritten, die du zurücklegst (10.000 pro Tag wären ganz gut), oder wie viele Treppen du steigst. Sport hingegen, in welcher Form auch immer, treibt den Puls und Atem richtig in die Höhe, und das sollte am besten täglich für mindestens 30 Minuten geschehen.

TIPP: TRAINIERE DEINE METABOLISCHE FLEXIBILITÄT

MASSNAHME	VORSCHLÄGE
Bewegung im Alltag	Die Treppe nehmen statt Aufzug oder Rolltreppe. Alle 45 Minuten vom Bürostuhl aufstehen, strecken und fünf Minuten gehen. Arbeitskollegen nicht anrufen, sondern zu ihnen hingehen. Nach dem Mittagessen spazieren gehen.
Sport	Mindestens 3 x 60 Minuten oder 5 x 30 Minuten pro Woche den Puls erhöhen durch Sport (Nordic Walking, Joggen, Radfahren, Fußball, Rudern etc.). Bewegung am besten morgens vor 10 Uhr, wenn der Cortisol-Level am höchsten ist. Nach dem Duschen nochmals kurz kalt abduschen, das stimuliert den Stoffwechsel ebenfalls.

Ernährung	Keine schnellen Kohlenhydrate (Zucker, Weißmehlprodukte). 2 bis 3 Mahlzeiten pro Tag essen. Keine Zwischenmahlzeiten einnehmen. »Clean Eating«: Verzicht auf industriell verarbeitete Nahrungsmittel. Saisonales Obst bevorzugen.
Fasten	Einen Tag pro Woche fasten. Ca. zwei Mal pro Woche intermittierendes Fasten. Im Frühjahr eine sieben- bis zehntägige Fastenkur einplanen.
Stressreduktion	Psychosozialen Stress reduzieren durch gute und klare Kommunikation; öfter Nein sagen; Grenzen setzen; Abstand zu unliebsamen, nervigen Menschen halten und Nähe zu positiv eingestellten Mitmenschen suchen.

Insulin-Sensibilität

Du hast etwa fünf Gramm Glukose im Blut, das entspricht einem Teelöffel Traubenzucker, aufgelöst in fünf Litern Blut. Dieser Blutzuckerlevel wird gehütet wie der Heilige Gral und normalerweise mithilfe von Insulin so streng reguliert, dass er nur geringen Schwankungen unterliegt. Wenn du länger nichts gegessen hast, wird der Glukoseverbrauch aus den Glykogenspeichern der Leber gedeckt. Glykogen ist die Speicherform von Glukose.

Ist der Glykogenspeicher irgendwann verbraucht – und die metabolischen Programme funktionieren nicht mehr so gut –, dann kann der Körper keine zusätzlichen Glukosequellen erschließen und der Blutzucker fällt ab. Und an diesem Punkt unterscheidet sich ein metabolisch flexibler Mensch von einem unflexiblen. Zweiterer bekommt jetzt Hunger! Die spezialisierten Neuronen im Gehirn nehmen den Blutzuckerabfall wahr, schlagen Alarm und initiieren die Produktion von Appetithormonen. Das Hungertier erwacht und macht sich mit dir im Schlepptau auf die Suche nach einer Mahlzeit.

Wenn du nun etwas isst, steigt der Blutzuckerspiegel an. Die Bauchspeicheldrüse produziert wieder Insulin, die Speicher werden wieder gefüllt. Das ist ein sinnvoll geregeltes System. Es geht davon aus, dass du ein metabolisch flexibler Mensch bist. Dann fällt der Blutzucker wirklich erst, wenn alle Optionen ausgeschöpft sind.

Bei metabolisch unflexiblen Menschen fällt der Blutzucker, sobald das Essen verdaut wurde. Das Insulin weiß gar nicht, wie ihm geschieht, kaum hat es den zu hohen Blutzucker reduziert, muss es schon wieder aktiv werden.

Nicht nur Kohlenhydrate tragen zur Glukoseentstehung bei. Auch Eiweiße und Fette werden zum Teil in Glukose umgewandelt. Allerdings werden Kohlenhydrate zu 90 bis 100 Prozent in Glukose umgewandelt, während dies bei Eiweiß nur zu 50 Prozent und bei Fett nur zu 10 Prozent geschieht.

Je einfacher die Kohlenhydrate, desto schneller werden sie in Glukose umgewandelt. Bei Zucker und Weißmehlprodukten dauert das nur 30 bis 60 Minuten, während Vollkornprodukte über ein bis zwei Stunden hinweg abgebaut werden. Eiweiß braucht 4 bis 5 Stunden, Fett etwa 8 bis 10 Stunden zur Umwandlung in Glukose.

Je schneller aus einem Nahrungsmittel Glukose entsteht, desto höher der Blutzuckeranstieg und desto intensiver die Aktivierung von Insulin. Isst du etwas mit vielen einfachen Kohlenhydraten oder Zucker, steigt der Blutzucker extrem an. Die Bauchspeicheldrüse muss dementsprechend viel Insulin aktivieren, um den Glukoselevel im Blut wieder zu reduzieren, denn zu viel Glukose im Blut ist sehr schädlich. Dies würde zu Verklumpungen von Blutzellen, dem Anstieg von Entzündungsherden und vermehrtem Bakterien- und Pilzwuchs führen.

Wenn die Insulinaktivierung also besonders stark ausfällt, wirkt sie aufgrund der Halbwertszeit von Insulin so lange, dass der Blutzuckerspiegel sogar unter sein normales Level gebracht wird! Das Insulin schießt dann über sein Ziel hinaus. Die Sensoren im Gehirn bemerken einen zu niedrigen Blutzuckerwert und schlagen an. Auch wenn du gerade erst etwas Süßes mit genug Kalorien für einen ganzen Tag zu dir genommen hast, bekommst du schon eine Stunde später wieder Appetit.

Dieser Hyper-Insulineffekt führt zu Heißhunger und aktiviert dein Hungertier. Das ist neben den anderen Faktoren, die du bereits kennengelernt hast, ein weiterer wichtiger Grund, warum du mehr isst, als du eigentlich brauchst.

Aber Insulin macht noch mehr! Wenn das Insulin am Rezeptor der Körperzelle angedockt ist, führt das nicht nur dazu, dass sich die Zelle für Glukose öffnet. Es werden noch andere Vorgänge in der Zelle aktiviert. Insulin stoppt den Fett- und Eiweißabbau.[158] Die Fettzellen können dann drei bis sechs Stunden kein Fett mehr abbauen. Deshalb wird Insulin auch das fettspeichernde Hormon genannt.

Wenn dein Körper jeden Tag zu viel Kohlenhydrate bekommt und wenig bewegt wird, dann reduziert er die Insulinrezeptoren an den Muskelzellen, weil die Zellen die Glukose nicht mehr brauchen. Sie müssen sich ja nicht bewegen und Energie verbrennen. Dadurch entsteht eine Desensibilisierung der Insulinrezeptoren. Die Zelle braucht keinen Zucker mehr und wehrt sich vehement gegen weiteren Nachschub. Statt in die Muskelzellen wandert die Glukose in die Fettzellen und wird dort in Fett umgewandelt.

Diabetes Typ 2, die Zuckerkrankheit, ist wohl die extremste Form der Insulin-Desensibilität – bis hin zur Insulinresistenz. Bei vorwiegend sitzender Tätigkeit ist das kein Wunder. Sobald du dich mehr bewegst, kontrahieren deine Muskeln und es werden Glukosetransporter gebildet, damit in die Muskeln mehr Glukose zum Verbrennen aufgenommen werden kann. Gleichzeitig werden die Rezeptoren für die Insulinaktivierung wieder sensibler und die Insulinsensibilität steigt.[159] Je mehr du dich bewegst, desto sensibler werden auch die Insulinrezeptoren an deinen Muskelzellen.

Es besteht tatsächlich eine Korrelation zwischen den täglichen Schritten und der Verbesserung der Insulinsensibilität. Sobald du mehr als 10.000 Schritte pro Tag machst, verbessert sich die Insulinsensibilität um das Dreifache.[160] Wenn du alle zwei Tage auch noch 30 Minuten Ausdauersport plus 30 Minuten Muskeltraining absolvierst, kannst du deine Insulinsensibilität sogar um 90 Prozent verbessern.[161] Und die Muskelzellen haben wieder richtigen Appetit auf Glukose.

Aber es gibt auch eine stressbedingte Insulinresistenz: Bei erhöhtem Stress braucht dein Gehirn besonders viel Energie. Diese zusätzliche Energie kann aus zwei verschiedenen Quellen kommen: entweder extern durch Essen oder intern aus eigenen Körperreserven.

Wenn du dich erinnerst, gibt es zwei verschiedene Typen Mensch, die unterschiedlich auf Stress reagieren. Der eine, der sich auszehrt, und der andere, der Stress einfach wegdämpft und mehr isst. Bei der zweiten Gruppe führt Stress zu einer Appetitsteigerung, indem weniger vom Sättigungshormon Leptin ausgeschüttet wird. Gleichzeitig kommt es zur Senkung der Insulinsensibilität der Zellen. Menschen, die so auf Stress reagieren, essen also mehr, ihre Muskelzellen wollen aber weniger gern Zucker aufnehmen. Dann bleibt der Glukose nichts weiter übrig, als in die Fettzellen zu wandern.[162]

Ob du zu dieser Gruppe gehörst oder zur anderen, die sich auszehrt und unter Stress immer mehr abnimmt, kannst du nicht groß beeinflussen. Das Beste, was du machen kannst, ist zu lernen, mit Stress gut umzugehen.

Forscher haben herausgefunden, dass der Insulinwert bereits vor dem Essen ansteigt, ausgelöst allein durch den Anblick und Geruch von Nahrungsmitteln.[163] Das ist kein unwesentlicher Effekt, vor allem, wenn du bedenkst, wie häufig du mit Essen zu tun hast. An fast jeder Ecke ist ein Kiosk oder Bäcker, die ständige Reklame im Fernsehen, die kleinen süßen Verlockungen der lieben Kollegen. Das alles ist Dauerwerbung fürs Essen, und das macht was mit deinem Gehirn ... Allein der Gedanke ans Essen führt also zu einem Insulinanstieg und zur Ausschüttung des appetitanregenden Hormons Ghrelin. Du bekommst Lust, etwas zu essen, selbst wenn dein Körper eigentlich (noch) gar nichts braucht.

In der Wissenschaft wird dieses Phänomen »Food Cues« (Essenssignale) genannt.[164] Eine erhöhte visuelle Wahrnehmung von Essen führte bei Probanden dazu, dass sie bis zu 30 Prozent mehr aßen als sonst.

 WAS INSULIN NOCH KANN

Insulin hat noch viele andere Effekte. Es stimuliert beispielsweise die Ausschüttung des Hormons IGF-1 (engl.: Insulin Growth Factor) in der Haut, welches das Gewebewachstum der Haarwurzeln und der Lederhaut sowie die Talgproduktion aktiviert. Dadurch ist es nicht ganz unschuldig an der Entstehung von Akne.[165]

Der Zusammenhang zwischen Akne und kohlenhydrathaltiger Nahrung konnte auch in einer Studie nachgewiesen werden. Akne trat um über 20 Prozent seltener auf, wenn sich die Studienteilnehmer zwölf Wochen lang kohlenhydratarm ernährten.[166] Mit »kohlenhydratarm« ist hier vor allem der Verzicht auf Zucker und Weißmehl gemeint.

Zu viel IGF-1 kann zu erhöhtem Bartwachstum führen, da das Wachstum der Haarwurzeln angeregt wird – nicht nur bei Männern. Dieses erhöhte Gewebewachstum könnte auch einen Zusammenhang zwischen Zucker und Krebsrisiko darstellen. Tatsächlich konnte in Studien das Wachstum von Krebszellen reduziert werden, wenn die Patienten sich zuckerarm ernährten.[167-169] Auch der Vitamin-D-Spiegel scheint sowohl bei der Krebsbildung[170] als auch bei der Gewichtszunahme[171] eine wichtige Rolle zu spielen, er sollte regelmäßig vom Arzt kontrolliert werden. Ein Mangel an Vitamin D erhöht das Krankheitsrisiko.

Die beste Vorsorge sind Spaziergänge bei Sonnenschein. Sonnenlicht ist die wichtigste Vitamin-D-Quelle. Speziell in der kalten Jahreszeit sollte das rare Sonnenlicht gut genutzt werden.

Interessanterweise gibt es einige Nahrungsmittel, die die Aufnahme von Zucker ins Blut verlangsamen, sogenannte natürliche Resorptionsverzögerer. Insulin wird dann nicht mehr so stark ausgelöst. Dazu gehören beispielsweise Artischocken, Holunder, Weißkohl und Wein. Auch Saures, wie beispielsweise Essig, verlangsamt die Zuckeraufnahme. Aus diesem Grund scheinen Nahrungsmittelkombinationen wie Kartoffelsalat (Kartoffeln plus Essig) oder der Wein zum Essen durchaus Sinn zu machen.

Angeborene Intuition

Intuition unter Stress funktioniert: dein Hungertier wird aktiviert, es macht sich auf Suche, schnüffelt und probiert verschiedene Richtungen, wo es etwas zu essen finden könnte. Früher bedeutete dies richtige Anstrengung. Manchmal dauerte es tagelang, bis es etwas fand.

Ist das Hungertier losgelassen, werden die Sinneswahrnehmungen schärfer, der Fokus nimmt zu – man ist wie ein Hund auf der Fährte, der sich von nichts abbringen lässt. Das Hungertier wäre durchaus bereit, auf lange Streifzüge zu gehen – aber im Kühlschrank oder am Kiosk ist die Reise schon wieder vorbei. Das macht ihm überhaupt keinen Spaß.

Früher war es ein gefeierter Held, wenn es nach tagelangem Suchen etwas fand, aber heute? Es ist, als würde man einen Tiger, der einmal in Freiheit gelebt hat, in einen Käfig sperren. Er hat keinen Auslauf mehr, wird unruhig und läuft an den Gitterstäben hin und her. Er ist launisch, gereizt und stürzt sich auf jede Kleinigkeit, die sich ihm bietet.

Das Hungertier hat zwar noch die alte Kraft in sich, bemerkt aber nicht, dass es diese heute nicht mehr braucht. Wir leben in einer geschützten Welt, in der wir nicht mehr ums Essen kämpfen oder unsere Existenz in der Wildnis verteidigen müssen.

Ist der Umgang mit dem ständigen Überangebot an Essen und damit die Bändigung des Hungertiers der nächste evolutionäre Schritt?

Hängt der Fortbestand unserer Spezies davon ab, ob wir es schaffen, trotz Überangebot unser Hungertier zu trainieren, ruhig zu bleiben und sich nicht triggern zu lassen? Es auf Streifzüge zu schicken – zu riechen, zu fühlen, zu sehen, ohne etwas zu essen –, damit wir seine feine Nase und seine Intuition behalten können? Es trotz sitzenden Broterwerbs und vollem Bauch immer wieder aufzuwecken und Sport zu betreiben?

Wir brauchen diese Intuition, denn ohne sie wären wir in härteren Zeiten sicherlich verloren. Außerdem wäre ein Leben ohne diese Kraft – und ohne die Sehnsucht nach maximaler Belohnung durch Fühlen, Schmecken und Riechen – ziemlich fad.

Mensch und Tier sind ab Geburt mit einem intuitiven Gespür für bestimmte Nahrungsmittel ausgestattet, um nicht immer von Neuem testen zu müssen, was ihnen guttut und welche Inhaltsstoffe der Körper gerade braucht. Diese Art von unbewusster Wahrnehmung ist eine hilfreiche Prägung, die über Jahrtausende vonstattenging. Sie vereinfachte unseren Vorfahren das Leben.

Diese Fähigkeit lässt sich sehr anschaulich an Tieren beobachten, die teilweise weite Wege zurücklegen, um ein ganz bestimmtes Kraut oder bestimmte Nahrungsgüter zu finden. Elefanten in Kenia nehmen gefährliche Klettertouren in Kauf, um Plätze aufzusuchen, wo sie Erden mit speziellen Mineralstoffen fressen.[172]

Über dieses Gespür verfügen auch wir Menschen. Vielleicht erinnerst du dich an die Frauen in Kenia, die vor allem während der Schwangerschaft weiche Steine essen, um ihren erhöhten Eisen-, Kalzium- und Mineralienbedarf zu decken.[132] Der Grundimpuls war richtig. Sie litten an einem Nährstoffmangel und bekamen vom Gehirn eine Belohnung dafür, dass sie eine Quelle auftaten. Manche Kleinkinder naschen auch mal aus Mamas Blumentopf, um durch die Erde instinktiv einen Eisenmangel auszugleichen. Wenn Kinder an einer Gipswand lecken, heben sie vermutlich einen Kalziummangel auf.[133]

Vielleicht kennst du dieses Phänomen in abgemilderter Form, wenn du krank bist und bestimmte Gelüste hat. Vor allem Schwangere sind bekannt dafür, ausgefallene Impulse zu haben, was Essen anbelangt. Der Körper schreit offenbar danach, diesen oder jenen Bedarf zu decken.

Auch deine alltäglichen Wünsche nach Süßem und Salzigem haben viel mit dieser Intuition zu tun. Du wirst überrascht sein, wenn du gleich erfährst, dass der Impuls für deine Gelüste unter anderem auch durch einen Nährstoffmangel ausgelöst werden kann.

Der Autor Werner Winkler hat in diesem Bereich nachgeforscht und konnte interessante Zusammenhänge zwischen Vitamin-/Mineralstoffmangel und Gelüsten entdecken. In seinem Buch »Heißhunger ist gesund« gibt er einen guten Überblick über alle Vitamine und Mineralien. Er beschreibt, in welchen Nahrungsmitteln wir sie finden und welche Gelüste der Körper auf der Suche danach generiert.[173]

Wenn dein Hungertier auf Gummibärchen abfährt, könnte dies seine Ursache in einem Mangel am Spurenelement Vanadium (chemisches Element, das Enzyme steuert) haben, das in Gelatine enthalten ist. Lust auf Knoblauch wäre nach Winkler ein Weg des Körpers, sich gegen Pilz- und Schimmelbefall zu schützen.

Kaffeesucht könnte einen Niacinmangel erklären (Niacin = Vitamin B3). Gelüste nach Ketchup, Kartoffelchips oder Salzstangen können durch Natriummangel verursacht werden, der zum Beispiel bei starkem Schwitzen entsteht. Und, was wohl viele interessiert, die morgendliche Lust auf diese bestimmte, unwiderstehliche Nuss-Nougat-Creme könnte einen erhöhten Manganbedarf anzeigen (Mangan ist ein Bestandteil verschiedener

Enzyme). Gesünder wäre es, statt der Schokocreme nur die Haselnüsse zu essen, aber die Zucker-Fett-Salz-Kombination ist einfach zu verführerisch für dein Belohnungssystem.

Erstaunlich ist, dass 90 Prozent aller Übergewichtigen an einem Mangel am Spurenelement Chrom leiden, das etwa bei weißem Mehl während des Mahlvorgangs völlig verloren geht. Dennoch glaubt dein Hungertier, es wäre noch vorhanden, und würde am liebsten ständig Nudeln, Brötchen und Croissants essen. Chrom kommt in der Leber, Milz, in den Knochen und im Fett- und Muskelgewebe vor – also fast überall im Körper. Es wird für die Kontrolle des Blutzuckers und die Regulierung der Blutfette (Cholesterin) gebraucht.

Wenn du dich da (bei den Gelüsten) wiedererkennst, gehe doch mal zum Arzt deines Vertrauens, um Mangelzustände messen und dich beraten zu lassen. Viele Defizite lassen sich mit gesunder, ausgewogener Ernährung beheben. Um zum Beispiel Chrom-Mangel natürlich auszugleichen, solltest du bevorzugt Brokkoli, Hülsenfrüchte, Haselnüsse, Paranüsse und Kakao konsumieren.

Selbst bei den diversen Gelüsten scheint unser Körper intuitiv recht zu haben. Wie du siehst, lohnt es sich, nachzuforschen, was der Ursprung deiner Gelüste sein könnte. Vielleicht merkst du dadurch auch, dass du gar nicht so weit von deiner Intuition weg bist – sie hat dich zu einem Nahrungsmittel geleitet, das den größten Belohnungsfaktor verspricht.

ÜBUNG 7: ANALYSIERE DEINE GELÜSTE

Nahrungsmittel, auf das du Lust hast	
Wann hast du besonders Lust darauf (Zeitpunkt)?	
Rechtfertigende Gedanken: Was passiert, wenn du jetzt nicht isst?	
Wo spürst du das Verlangen im Körper?	
Was für einen Stress spürst du und was ist der Stressauslöser?	

Unter *www.emotional-mind.com/downloads* kannst du dir eine ausführlichere Tabelle herunterladen und ausdrucken, sodass du sie immer und überall hin mitnehmen kannst. Versuche zu beobachten, wann die Gelüste besonders stark auftreten und was du kurz vorher gemacht hast.

Der Einfluss von Hormonen

Auch die Hormonproduktion wird durch Ernährung und Stress beeinflusst. Da Hormone einen Großteil unserer Körperfunktionen und unseres Stoffwechsels steuern, dürfen sie beim Thema Abnehmen nicht unerwähnt bleiben.

Du hast in diesem Buch bereits einige Hormone kennengelernt, die bei der Entstehung von Sättigung und Hunger eine Rolle spielen und die teilweise durch deine Darmbakterien aktiviert werden. Weitere Hormone, die beim Abnehmen zählen, sind Östrogen, Progesteron und DHEA (Dehydroepiandrosteron).

Östrogen und Progesteron sind Sexualhormone, die sowohl bei Frauen als auch bei Männern vorkommen. Frauen haben jedoch etwas mehr davon. Östrogen steigt in der ersten Hälfte des weiblichen Zyklus an und regt die Brustzellen zum Wachstum an, es baut die Schleimhaut in der Gebärmutter auf, führt zum Eisprung und lagert Wasser und Fett ins Bindegewebe ein.

Progesteron wird in der zweiten Hälfte des weiblichen Zyklus, nach dem Eisprung, aktiviert und bremst das Zellwachstum, scheidet das Wasser aus dem Bindegewebe wieder aus und wandelt Fett in Energie um. Wird eine Frau zum Zeitpunkt des Eisprungs nicht schwanger, fällt der Hormonspiegel in der zweiten Zyklushälfte ab und es kommt zur Periodenblutung.

Durch Stress, künstliche Hormone und Umweltgifte kann dieses feine Zusammenspiel durcheinandergeraten und zu Problemen führen, wie prämenstruelle Störungen, Migräne, Krämpfe während der Blutung, emotionale Verstimmungen und Übergewicht.[174] Die Folgen von Östrogenmangel sind unter anderem schlaffe Haut und Falten. Bei einem Überschuss an Östrogen kommt es zu Zysten, Ödemen und Fetteinlagerungen, vor allem an Po, Oberschenkeln und Bauch (= Stammfett).

Da bei einem vermuteten Östrogenmangel inzwischen viele Hormonpräparate verschrieben werden, kann zum Beispiel Cellulite (schlaffe Haut) sowohl ein Zeichen von Östrogenmangel als auch von Östrogenüberschuss (vermehrte Fetteinlagerungen und Ödeme) sein. Allerdings ist nicht allein die Östrogen-Konzentration für die Diagnose Mangel oder Überschuss entscheidend, sondern vor allem das Verhältnis zwischen Östrogen und Progesteron.

Heutzutage kann man wohl kaum noch von einem Östrogenmangel bei Frauen sprechen, da Östrogen allgegenwärtig geworden ist. In diesem Zusammenhang ist auch die Verhütungspille zu erwähnen.

Tiere werden mit Medikamenten und Östrogenen behandelt, um mehr Milch und schnell Nachkommen für die Fleischlieferung zu produzieren. Diese Östrogene essen wir dann beim Verzehr von Fleisch mit.

Hormone gelangen auch zunehmend in die Umwelt. Wenn du bedenkst, dass Medikamente nur zu etwa 30 Prozent vom Körper aufgenommen werden und der Rest in der Toilette ausgeschieden wird, sich durch die Wasserwiederaufbereitung durchmogelt und dann wieder durch den Wasserhahn in dein Trinkglas fließt, hast du wahrscheinlich nicht nur zu viel Östrogen in dir.

Östrogene kommen auch in immer mehr chemischen Produkten vor, die alltägliche Gebrauchsgüter geworden sind. Plastikflaschen, Kunststoffe, Haushaltsreiniger oder Kosmetikprodukte enthalten sogenannte Xenoöstrogene. Also Moleküle, die in Bau und Wirkung dem Östrogen sehr ähnlich sind.

Verschiedene Ärzte gehen inzwischen davon aus, dass Symptome, die oft einem vermeintlichen Östrogenmangel zugeschrieben werden, eher auf einen Progesteronmangel zurückzuführen sind bzw. auf eine Östrogendominanz.[174]

Das heißt, das Verhältnis zwischen Östrogen und Progesteron verändert sich zunehmend. Zu viel Östrogen, das der Körper nicht durch natürliches Progesteron ausgleichen kann, führt zu gesundheitlichen Störungen und auch zu Übergewicht.[175, 176]

Auch Männer sind von einer zu hohen Östrogenkonzentration betroffen, bei ihnen wirkt Östrogen ähnlich wie bei Frauen – es regt die Fetteinlagerung an Brust und Hüfte an. Wenn ein Mann plötzlich Brüste und Hüfte bekommt, ist das der Männlichkeit nicht unbedingt zuträglich.

Die Medizin sieht als Behandlung inzwischen statt Östrogen immer häufiger Progesteron vor. Es unterstützt viele wichtige Prozesse im Körper: Progesteron reduziert das östrogeninduzierte Gewebewachstum am Gebärmutterhals und im Brustgewebe und beugt somit dem Wachstum von Krebszellen vor. Außerdem unterstützt es im Gehirn die Regeneration von verletzten Nervenzellen. Weiterhin unterstützt es die Fließeigenschaft des Bluts, stärkt die Gefäßwände, fördert das Wachstum von Haut, Haaren und Nägeln, stärkt das Bindegewebe und beugt Venenbeschwerden vor. Darüber hinaus verbessert es die Funktion der Schilddrüse. Somit kann es bei Übergewicht durchaus sinnvoll sein, das Östrogen/Progesteron-Verhältnis testen zu lassen.

Laut dem US-Gynäkologen John R. Lee sollte dieses Verhältnis mindestens 1:50 bis 1:100 betragen.[175, 176] Frag dazu am besten deinen Frauenarzt um Rat. Gerät dieses Verhältnis außer Kontrolle, kannst du neben der ärztlichen Progesterongabe deine Ernährung umstellen: Meide hormonbelastete tierische Produkte und nimm Nahrungsmittel mit natürlichem Progesteron zu dir (siehe Tabelle).

Das Hormon Estriol (Östriol) hat auch eine Östrogenwirkung und ist vor allem für Frauen in den Wechseljahren von Bedeutung. Es gehört zur Gruppe der Östrogene. In den Wechseljahren verlieren die Eierstöcke langsam die Fähigkeit, Hormone zu bilden, sodass es zu Symptomen wie Juckreiz, Osteoporose, Hauttrockenheit und Kollagenverlust kommen kann. Es gibt also auch das andere Phänomen – dass es einen tatsächlichen Östrogenmangel gibt, der ausgeglichen werden sollte. Das muss nicht unbedingt immer mit einer Pille geschehen, denn es gibt auch Nahrungsmittel und Pflanzen, die östrogenähnliche Moleküle enthalten, sogenannte Phytohormone. Das sind Moleküle, die eine ähnliche Wirkung auslösen wie körpereigene Hormone.

In der Tabelle weiter unten findest du Nahrungsmittel und Pflanzen mit Hormonwirkung. Aber Vorsicht, nicht einfach auf Verdacht an dir herumexperimentieren! Geh zuerst zum Arzt und lass dich genau untersuchen.

Einige Phytoöstrogene enthalten gleichzeitig auch Phytoprogesteron. Das ist besonders gut, weil dadurch eine möglicherweise bestehende Östrogendominanz nicht verschlimmert wird. Hopfen ist da zum Beispiel anders. Er enthält viele Phytoöstrogene und hemmt die körpereigene Progesteronproduktion. Hopfen ist nicht nur im Bier enthalten, sondern auch in Beruhigungstees. Also bitte Vorsicht.

Das Steroidhormon DHEA (Dehydroepiandrosteron) wird in erster Linie in der Nebennierenrinde gebildet und ist eine wichtige Vorläuferform von Androgenen (männliche Sexualhormone) und Östrogenen. Es greift in viele Bereiche deines Stoffwechsels ein, wie in den Blutzuckerspiegel, in den Blutdruck und die Immunabwehr. Es erhöht die Stresstoleranz, kontrolliert das Körpergewicht und steigert die Libido.[177] Es wirkt gegen depressive Verstimmung, verbessert den Schlaf und steigert die Energie und Leistung.[178] Es ist gewissermaßen der Gegenspieler des Stresshormons Cortisol. Bei erhöhtem Stress wird es stark verbraucht, gestresste Menschen benötigen also viel davon. Es ist bekannt, dass Menschen mit einem hohen DHEA-Wert länger leben.[179]

Die Steroidhormone (Sexualhormone) haben einen großen Einfluss auf die Lebensenergie – Sigmund Freud würde dazu Libido sagen. Gemeint ist die Lust zu leben, zu schmecken, zu fühlen usw. Wenn deine Sexualhormone schwinden, lässt auch deine Lebensenergie nach. Du unternimmst weniger, ziehst dich mehr zurück, bist nicht mehr so aktiv. Abgesehen davon verändern sich zahlreiche Stoffwechselprozesse im Körper. Weniger Aktivität bedeutet auch weniger Energieverbrauch und dadurch Gewichtszunahme.

Studien zeigen einen direkten Zusammenhang zwischen niedrigen Konzentrationen von Steroidhormonen und Übergewicht und sogar der Entwicklung des metabolischen Syndroms (bauch-

betonte Fettsucht/abdominelle Adipositas, Bluthochdruck, veränderte Blutfettwerte und Insulinresistenz). Die Gabe von Steroidhormonen hingegen führt zu einer Gewichtsreduktion, weil
sich dadurch die Insulinsensibilität und die Glukose-Regulation
wieder verbessern.[180]

Wenn du also das Gefühl hast, wenig Energie und Lebenskraft
zu haben, lass auch mal deinen Hormonlevel testen. Nach Ab-
sprache mit dem Arzt kannst du einen Mangel eventuell wiederum mit bestimmten Nahrungsmitteln ausgleichen.

PFLANZEN UND NAHRUNGSMITTEL MIT PHYTOHORMONEN

Phytoöstrogene (sekundäre Pflanzenstoffe)	Diosgenin (Pflanzenwirkstoff, progesteronähnlich)	DHEA (Nebennierenrin-denhormon)	Estriol (östrogenähnlich)
Soja, Tofu, Miso, Shoyu, Tamari	Alfalfa (Sprossen)	Açaíbeere	Stutenmilch
Leinsamen	Bockshornklee	Cranberry	Eier
Hopfen	Gurke	Gerstengras	Milchfett (Butter, Creme fraiche, Sahne)
Kürbiskerne	Karotte	Brennnessel	Leinsamen
Granatapfel (Samen)	Mistel	Knoblauch	Leinöl
Raute	Mönchspfeffer	Ginsengwurzel	
Rotklee	Papaya	Gojibeeren	
Salbei	Schafgarbe	Granatapfel	

Phytoöstrogene (sekundäre Pflanzenstoffe)	Diosgenin (Pflanzenwirkstoff, progesteronähnlich)	DHEA (Nebennierenrindenhormon)	Estriol (östrogenähnlich)
Apfel	Schokolade	Grapefruitkernextrakt	
Bier	Süßkartoffel	Matcha-Tee	
Ginseng	Yamswurzel	Propolis	
Traubensilberkerze		Manuka-Honig	
		Physalis	
		Shiitake	
		Wildlachs	

✪ Das Wichtigste nochmals in Kürze

Veränderung ist möglich, selbst deine Gene sind veränderbar. Du kannst durch ungesunde Ernährung wichtige Gene deaktivieren und durch gesunde Ernährung wieder aktivieren. Übergewichtige Menschen haben häufig ein Problem mit ihrer metabolischen Flexibilität. Das heißt, dass einige Energieverbrennungsprogramme nicht richtig funktionieren. Das liegt vor allem daran, dass sie nicht mehr trainiert werden. Um den Körper in Form zu halten, reicht etwas Bewegung nicht aus. Es gilt, regelmäßig Sport zu betreiben und gesund und bewusst zu essen. Viele Gelüste haben einen sinnvollen Kern, meist steckt in den Objekten der Begierde ein bestimmtes Molekül, das der Körper braucht. Durch zu viel Stress werden bestimmte Hormone reduziert, die beim Abnehmen eine wichtige Rolle spielen. Ein veränderter Hormonhaushalt kann zu mehr Stammfett und einem reduzierten Stoffwechsel führen. Um dem vorzubeugen, empfiehlt sich ein gutes Stressmanagement.

7. KAPITEL
Trainiere dein Hungertier

Wenn du nicht gerade den Plan hast, dich auf eine einsame Insel oder in ein Kloster zurückzuziehen, musst du damit rechnen, den lieben langen Tag vielen Versuchungen ausgesetzt zu sein. Es ist oft sehr schwierig, ihnen zu widerstehen.

Es gibt drei Möglichkeiten, mit Versuchungen umzugehen:
* permanent gegen sie ankämpfen
* der Versuchung erliegen
* die Versuchung nicht mehr als solche wahrnehmen, indem du dich von ihr unabhängig machst.

Doch was heißt Letzteres konkret? Lass es mich mithilfe der Oasen-Wüsten-Metapher erklären: Stell dir vor, du befindest dich in einer Oase, wo du alles hast, was du brauchst. Du hast jederzeit Essen zur Verfügung und musst dich noch nicht mal weit dafür bewegen. Du bist zwar umgeben von Wüste, aber in der Oase brauchst du dir keinerlei Sorgen zu machen. Hier lässt es sich gut aushalten. Du isst täglich die wundervollsten Dinge in Hülle und Fülle, liegst auf bequemen Kissen und Couches. Es könnte nicht schöner sein. Wenn da nicht diese Fettpolster wären, die immer mehr werden.

Hat dich die Oase etwa verweichlicht? Du beschließt, abzunehmen, wieder fit und aktiv zu werden. Aber es ist so schwer, angesichts des Überflusses enthaltsam zu sein. Dann siehst du die Wüste und denkst Dir: »Dort ist es leichter! Dort gibt es diese ganzen Verlockungen nicht. Dann schaffe ich es bestimmt, abzunehmen.« du siehst das Ziel schon vor dir, merkst aber auch, dass du dafür ganz schön weit in die Wüste hineingehen musst. Mehrere Wochen vielleicht. Wenn du es dann schaffst, wirst du schlank und fit sein.

Du beschließt eines Tages, am nächsten Morgen wirklich aufzubrechen. Doch dann kommst du nicht rechtzeitig aus dem Bett. Und: »Nur das eine Frühstück noch, um Kraft zu sammeln für den weiten Weg.« Zu Mittag herrscht dann glühende Hitze, da sollte man doch nicht durch die Wüste laufen, und abends ist es zu kalt.

So kämpfst du mit dir, jeden Tag aufs Neue, über Wochen und Monate. Du bist immer nur am Kämpfen und Ringen. Du kannst nicht mit der Oase, du kannst (oder willst) aber auch nicht ohne sie. Du bist am schönsten Ort der Welt, kannst aber seine Schönheit nicht mehr genießen. Du bist wütend und enttäuscht von dir, weil du es wieder und wieder nicht schaffst, das gesteckte Ziel zu verfolgen, geschweige denn zu erreichen.

Du besorgst dir Ratgeber, wie »Survivaltraining in der Wüste«, »Die 100 besten Wüstenrezepte« oder »Wüste in 14 Tagen«. Dies ist zwar alles interessant, aber ans Ziel gelangst du damit auch nicht.

Dieses Beispiel soll das Dilemma verdeutlichen, in dem sich viele von uns befinden. Viele leben in der Wüste, haben wenig zu essen, widerstehen den widrigsten Lebensbedingungen, kämpfen ums Überleben. Sie trotzen Wind und Wetter und passen ihren Körper an die Gegebenheiten an. Gleichzeitig sehnen sich nach einer Oase, nach Sicherheit, Fülle und dass das Leben auch mal einfach sein darf.

Die Oasenbewohner wiederum sehen die Wüste ständig vor sich, aber warum sollten sie ihr Refugium verlassen? Hier sind sie sicher, hier gibt es alles, was sie brauchen – und doch bleibt oft dieses komische Gefühl der Unzufriedenheit. Manche fühlen sich seltsam stumpf und energielos.

Beiden, den Wüsten- sowie den Oasenbewohnern, fehlt etwas – nämlich genau das, was der andere hat. Den Oasenbewohnern fehlen »Wildheit« und Durchhaltevermögen, den Wüstenbewohnern Sicherheit und Genuss.

Ein paar Oasenbewohner ahnen jedoch, wenn das Schicksal mal schlechte Laune hätte, könnte es die Oase vertrocknen lassen. Sie könnten dann nirgendwohin, und in der Wüste würden sie nicht überleben. Sie haben keinerlei Fähigkeiten gelernt, die ihnen in der Wüste helfen könnten.

Wo liegt hier die Lösung? Die Oasenbewohner müssen ihre Oase nicht aufgeben und zu Wüstenbewohnern werden. Es ist ein Geschenk, in einer Oase geboren worden zu sein. Doch sie sollten immer mal wieder Ausflüge in die Wüste machen, um ihre Körper durch lange Märsche und Enthaltsamkeit zu trainieren. Auf den Touren lernen sie dann auch die Wüstenbewohner kennen und sehen, wie diese Menschen selbst in unwirtlichen Gegenden aufeinander Rücksicht nehmen und füreinander da sind.

Die wichtigste Lektion für die Oasenbewohner: Man muss in der Oase nicht alles essen, nur weil es essbar ist und weil es da ist. Je mehr Enthaltsamkeit man erlebt, desto größer wird die Freude an allen Dingen, vor allem auch an den kleinen. Ein kleines Stück hat dann die gleiche Bedeutung wie einst das große Stück.

Je größer das Nahrungsangebot, desto mehr sollte man die Fähigkeit trainieren, nur so viel zu essen, wie man tatsächlich braucht. Diese Fähigkeit erfordert Bewusstsein, Disziplin und Achtsamkeit. Und zwar nicht nur einmal, sondern immer wieder.

Fallbeispiel

Eine Klientin von mir hatte das Problem, Bäckereien nicht links liegen lassen zu können, wenn sie an ihnen vorbeikam. Ein kleines Stückchen Backwerk zwischendurch könne doch nicht so schlimm sein. Besonders der Geruch von frischen Croissants zog sie magisch an, morgens an der U-Bahn-Station.

Diese Klientin hatte in den letzten Jahren einige überflüssige Kilos an den Hüften angesammelt und wollte abnehmen. Der Hauptgrund für das Übergewicht war der Bäcker, also diese Croissants und Imbisse, oder auch Süßes zwischendurch in der Büroküche. Sie konnte einfach nie widerstehen, die Oase war zu verführerisch. Nach einigen Sitzungen »Enthaltsamkeits- und Genusstraining« berichtete sie mir über einen Moment, den sie so noch nie erlebt hatte: Sie ging morgens wie gewohnt zur Arbeit und sah am Bahnsteig der U-Bahn wie gewohnt den Bäcker, an dem sie bislang nie vorbeigehen konnte. Diesmal war es anders. Sie stand da und erlebte diesen wundervollen Geruch von Croissants und Kaffee. Doch statt wie ferngesteuert hinzugehen und Gebäck zu kaufen, stand sie einfach nur da, schloss die Augen, genoss den Duft, erinnerte sich an heimelige Momente von früher, wo es bei ihrer Familie morgens ähnlich roch – und war glücklich. Sie merkte, dass sie das Croissant nicht essen musste, um sich mit diesem Zustand und diesem Gefühl zu verbinden. Es reichte der Geruch. Sie war sehr berührt und auch stolz auf sich, denn sie hatte einen jahrelangen Zyklus unterbrochen.

ÜBUNG 8: ENTHALTSAMKEITSTRAINING

Unter Enthaltsamkeit verstehen wir Verzicht, Genügsamkeit, Selbstbeherrschung. Es kann bedeuten, mit wenig auszukommen und Selbstkontrolle zu erlangen, sodass du nicht mehr so schnell in den Reiz-Reaktions-Kreislauf gerätst. Enthaltsamkeit ist die Fähigkeit, etwas nicht tun zu müssen, was du nicht tun willst. Eine Fähigkeit, die so selbstverständlich klingt, es aber nicht ist und trainiert werden muss und kann. Enthaltsamkeit wird von jeher zu den menschlichen Tugenden gezählt, also zu den guten charakterlichen Eigenschaften.

Um diese Eigenschaft in dir zu trainieren (und dadurch nicht mehr zu essen, als du tatsächlich willst oder brauchst), hier ein paar Tipps und Übungen:

1. Setze dir einen festen Rahmen, z. B. zwei Wochen, um Enthaltsamkeit zu trainieren.

2. Triff den Entschluss und notiere dir auf einem Zettel klare Handlungsschritte, was du nicht machen willst und worauf du jeden Tag konkret verzichten möchtest, z. B. das extra Croissant beim Bäcker, die Nachspeise in der Kantine oder die Gummibärchen am Abend usw.

3. Weil es schwer ist, etwas einfach nicht mehr zu tun, brauchen wir am besten einen Ersatz dafür. Deswegen macht es Sinn, wenn du dir einen Plan B überlegst, also was du statt essen machen kannst: z. B. Tee trinken, mit Freunden telefonieren, lesen, mal nur aus dem Fenster schauen oder meditieren.

4. Fange klein an und nimm dir anfangs vor, pro Tag mindestens einmal enthaltsam zu sein. Wenn das an zwei bis drei Tagen hintereinander gut klappt, kannst du es erweitern und mindestens zweimal pro Tag Enthaltsamkeit üben. Wer anfangs zu viel von sich erwartet, geht das Risiko ein, dass es nicht klappt.

5. Mache jeden Tag etwas Neues, was du sonst nicht tun würdest, was aber Enthaltsamkeit ausdrückt. Verzichte einen Tag lang auf Zucker, nimm die Treppe statt der Rolltreppe, höre bei einer Mahlzeit bewusst früher auf zu essen, obwohl du noch nicht ganz satt bist, probiere ein neues Nahrungsmittel aus (schon mal Pastinaken versucht?) usw.

6. Überlege dir morgens eine Affirmation für den Tag, zum Beispiel: »Ich bin klar in dem, was ich will und was ich tue«, »Ich habe einen starken Willen« oder einfach »Ich bin enthaltsam.«

7. Wiederhole die Affirmation im Lauf des Tages immer wieder, notiere sie und hänge den Zettel an den Kühlschrank, ins Klo, als Reminder in dein Handy usw.

Den Download für die nachfolgende Tabelle (Enthaltsamkeitstraining) findest du wiederum unter *www.emotional-mind.com*

Tag	Meine Affirmation für diesen Tag lautet:	Enthaltsames Verhalten bei:	Mein »Plan B« sieht so aus:	Neues ausprobieren:

Das Enthaltsamkeitstraining ist gewissermaßen das Training deines Hungertiers. Es läuft dann neben dir her wie ein gut dressierter Hund, der nicht mehr jeden ankläfft oder hinter allem her ist, was nach Essen aussieht. Vielmehr hört es auf dich und vertraut dir, dass du dich um seine Bedürfnisse kümmerst und es nicht verhungern lässt.

Selbstwahrnehmung, Achtsamkeit und Disziplin

Die Enthaltsamkeitsübung von oben ist zweifelsohne gepaart mit Disziplin. Beides ist nicht unbedingt das, was man immer gern tun möchte. Disziplin ... Wenn ich an Disziplin denke, kommen Assoziationen wie Drill, den Willen brechen oder autoritäres Verhalten von Eltern, die Kinder maßregeln. Die beste Gegenwehr wären Rebellion, Auflehnung und Trotz. Disziplin ist nichtsdestotrotz eine Tugend, die jeder braucht, um sich als Entscheider in seinem Leben wahrzunehmen. Disziplin ist die Fähigkeit, einen starken Willen zu entwickeln und ihn dann in eine Tat umzusetzen.

Menschen, die mit Härte diszipliniert wurden, haben sich entweder in sich zurückgezogen oder rebellieren immer noch gegen die Härte der Eltern oder Erzieher, obwohl sie längst erwachsen und der Situation entkommen sind.

Eine Art zu rebellieren ist beispielsweise, mehr zu essen, als man früher vielleicht durfte. Nach dem Motto: »Jetzt erst recht« oder »Dir zeige ich es!« kann eine Fressattacke immer noch ein Wiederermächtigungsversuch gegen einstige Einschränkungen sein. Versuche, dich und deine Bedürfnisse in den Vordergrund zu stellen, nicht das Verbot oder die Vergangenheit. Dann kannst du auch eine Disziplin entwickeln, die sinnvoll für dich ist.

Dein Hungertier will für dich arbeiten, es möchte all seine Kraft für dich einsetzen, achtsam mit dir umgehen. Wenn du ihm aber die Aufgabe zuteilst, gegen die Eltern oder den Chef, die Arbeit oder den Stress zu kämpfen – ohne konkrete Handlungsanweisung –, dann sucht es einfache Ersatzlösungen, wie eben das Essen.

Gib deinem Hungertier ein gesundes Ziel, lass es Disziplin lernen. Willensstärke und Disziplin zählen zu den wichtigsten Eigenschaften, um den vielen Verlockungen des Alltags zu widerstehen. Sobald du darin trainiert bist, erlebst du dich als Mensch, der selbstwirksam ist, weil er das umsetzen kann, was er will.

Diese Eigenschaften helfen dir nicht nur beim Essen, sondern in allen Lebenslagen. Eine Ernährungsumstellung erfordert zum Beispiel auch neue Routinen – und ohne dein Hungertier mitzunehmen, werden sie nicht von Dauer sein. Die gute Nachricht ist, dass Disziplin, Achtsamkeit sowie eine gesunde Lebensweise Verhaltensweisen sind. Und Verhaltensweisen kann man lernen, trainieren und zu alltäglichen Routinen machen. – Diese kannst du schleifen lassen, verändern und immer wieder darauf zurückkommen. Es liegt ganz bei dir.

Viele »Experten« predigen: Iss bewusst und sei achtsam, dann nimmst du automatisch ab und spürst, was dir guttut. Nimm dir Zeit und spüre in dich hinein. – Das mag ja alles sein, aber es hilft nicht wirklich. Woher soll ich wissen, ob das, was ich gerade spüre, ein gesunder Impuls ist oder nur mein untrainiertes Hungertier, das mich auf kürzestem Weg belohnen will.

Das Problem ist nämlich folgendes: Das Gehirn folgt dem Gesetz des geringsten Energieaufwands. Der Körper versucht im Alltag mit minimalem Aufwand den maximalen Output zu generieren. Und dann hat das Gehirn eben noch diese Tendenz, lieber Dinge zu tun, die schnell Befriedigung bringen. Es merkt sich Routinen, die einfach sind und die die größtmögliche Energie erzeugen. Deswegen sind wir Menschen so anfällig für Verlockungen.

Das heißt aber nicht, dass du dem ohnmächtig gegenüberstehst. Im Gegenteil, dein Körper und auch deine Wahrnehmung müssen und wollen trainiert werden, um nicht zu »verweichlichen«. Du erinnerst dich sicher noch an das Beispiel mit der Oase und der Wüste. Wenn du in unserer Überflussgesellschaft jedem Wunsch nach schneller Befriedigung immer gleich nachgibst, dann gewöhnt sich dein System daran. Von Mal zu Mal sinkt deine Reizschwelle. Dein Hungertier wird zu einem dicken, faulen Köter, der sich in der Oase nicht weit bis zur nächsten Essquelle bewegen muss. Wenn es mal ein Stückchen länger gehen muss, ist es rasch genervt. Du kannst ihm so viel Selbstwahrnehmung und Achtsamkeit entgegenbringen wie du willst, das reicht in diesem Zustand nicht mehr aus.

Das Einzige, was hilft, ist, dass du es mitnimmst in die Wüste. Auch wenn du ihm als Belohnung dafür erst mal ein Festmahl versprechen musst. Es lohnt sich, auch wenn es das Hungertier in dir am Anfang gerade einmal zwei Meter in die Wüste schafft. Mit jedem Spaziergang wird es besser, du kannst jedes Mal weiter mit ihm gehen. Irgendwann entdeckt es Freude daran, schneller zu laufen, und es wird immer fitter. Du bist sein Herrchen oder Frauchen und sollst das Hungertier ermuntern, loben und immer mal wieder antreiben.

Wie du inzwischen erkannt hast, hat dein Hungertier keineswegs das Ziel, dich dick und krank zu machen. Es hat nur keine bessere Alternative, mit Stress und Überfluss umzugehen. Es will, dass du gut versorgt bist, keinen Hunger leidest und glücklich bist. Dazu würde es dir am liebsten alle Schokoriegel der Welt besorgen. Wenn du ihm aber erklärst, dass alle Schokoriegel der Welt nur kurzfristig toll sind, dich aber langfristig unglücklich machen, dann könnt ihr zwei zusammen einen Plan entwickeln. Und deswegen wird es bereit sein, dich Schritt für Schritt zu begleiten.

Wenn es mal wieder mit dir durchgeht, dann nur, weil du alte Routinen schleifen gelassen hast oder irgendwer ein Fenster in deinem System aufgerissen hat, ohne dass du es mitbekommen hast. Anstatt sauer auf das Hungertier zu sein, geh lieber auf die Suche nach dem offenen Fenster ...

In ausnahmslos jeder Kultur und Religion wird Verzicht trainiert. Maßhalten zählt seit Menschengedenken zu einer der wichtigsten Tugenden. Es setzt deine Reizschwelle wieder höher und dein Hungertier wird nicht gleich von jedem »geöffneten Fenster« aufgeschreckt. Es ist wie ein Training für Selbstbestimmtheit und Überwindung von Fremdbestimmtheit. Maßhalten verändert deine Sensibilität für bestimmte Nahrungsmittel – du brauchst dann weniger davon. Maßhalten verändert auf längere Sicht auch deine metabolische Flexibilität, sodass du weniger schnell in eine »Energiekrise« kommst oder Gefahr läufst, dass dein Hungertier wieder die Führung übernimmt.

Was ist der Unterschied zwischen Verbot und Disziplin? Wenn du den Sinn eines Verbots verstehst und daraus ein eigenes Ziel formulierst, entwickelst du Disziplin. Wenn du also nicht weißt, warum es sinnvoll sein soll, Maß zu halten, oder wenn du den Aufwand dafür nicht investieren willst, dann musst du dein Hungertier in einen Käfig aus Verboten und Bestrafungen sperren ... Wenn du jedoch Disziplin lernen willst, dann nimmst du dich dem Hungertier an, arbeitest mit ihm und trainierst es. Natürlich sollst du es nicht an die Leine nehmen und auspeitschen, wenn es nicht tut, was du willst. Gehe achtsam mit ihm um. Versuche zu verstehen, wenn dein Hungertier wieder mal durchgeht und dich eine komplette Tafel Schokolade aufessen lässt. Vieles, was passiert, ist das Ergebnis gewohnter Routinen oder eine übereilte Reaktion auf ein unmittelbar zurückliegendes Ereignis. Nimm es als Anlass, neue Routinen zu etablieren. Wie genau das geht? Gleich mehr.

ÜBUNG 9: LERNE DEIN HUNGERTIER BESSER KENNEN

Trainiere deine Wahrnehmung: Beobachte dich selbst während des Essens genauer und reflektiere auch deine Gefühle in Zusammenhang mit bestimmten Nahrungsmitteln. Dabei können dir folgende Fragen helfen:

- Was sind meine typischen Gelüste?
- Was sind seltenere Gelüste?
- Bin ich nach dem Essen bestimmter Nahrungsmittel müder als nach anderen?
- Was habe ich gegessen, wenn ich nach einer Mahlzeit Lust auf Süßes oder Fettiges habe?
- Kann ich verschiedene Effekte von Nahrungsmitteln in mir spüren? Wenn ja, wie genau fühlt es sich an? (Um das festzustellen, hilft es, einmal nur ein einziges Lebensmittel pro Mahlzeit zu essen – ähnlich wie bei der Mono-Diät.)
- Wie kann ich im Umkehrschluss mithilfe von Nahrungsmitteln mein Körpergefühl positiv beeinflussen?

Dazu noch ein Vorschlag: Führe eine Zeit lang Tagebuch über deine Beobachtungen vor, während und nach dem Essen. Teste verschiedene Nahrungsmittel und ihre Wirkung auf dich aus. Selbstbeobachtungs-Vorlagen findest du unter *www.emotionalmind.de/downloads*.

ÜBUNG 10: VISUALISIERUNG

Trainiere dein Hungertier, indem du ihm Maßhalten und Geduld beibringst. Jedes Mal, wenn du vorhast, Sport zu betreiben, und dein Hungertier streikt und will lieber auf der Couch fernsehen, visualisiere, wie das Hungertier aussieht, rede mit ihm und sag ihm, dass es mitkommen muss.

Einige weitere Tipps: Versuche jeden Tag ein wenig klarer zu spüren, wann du satt bist – und höre auf zu essen, auch wenn dein Belohnungssystem noch mehr haben möchte. Koche einmal am Tag selbst und probiere mindestens einmal in der Woche ein neues Rezept aus. Beweg dich jeden Tag so viel wie möglich (benutze die Treppe statt den Aufzug, geh zur Kollegin hin, statt sie anzurufen etc.) und mache dreimal die Woche Sport.

Entwickle gesunde Routinen

Nach einem Urlaub in fernen Ländern macht er sich gern bemerkbar: der Jetlag. Es kann wochenlang dauern, bis sich der Körper wieder umgestellt hat, auf eine neue Zeit eingestellt hat. Wir haben einen inneren Rhythmus, die sogenannte circadiane Uhr. Sie hat sogar einen Ort in unserem Gehirn, den suprachiasmatischen Nucleus (SCN) im Hypothalamus. Unser Schlaf-Wach-Rhythmus orientiert sich nach ihr, aber auch unsere Essrituale und viele unserer zeitabhängigen Routinen.

Viele Menschen leben nicht im Einklang mit ihrer circadianen Uhr. Etwa wenn sie einer Schichtarbeit nachgehen müssen oder aus anderen Gründen weniger Zeit bei Tageslicht verbringen. Das Defizit kommt vor allem im Winter zum Tragen. Durch künstliches Licht bis spät in den Abend hinein wird unsere innere Uhr durcheinandergebracht. Schon länger weiß man, dass es einen Zusammenhang zwischen unregelmäßigen Lebensrhythmen und Krankheiten, ob psychischen oder physischen, gibt. So leiden Schichtarbeiter häufig unter metabolischem Stress, der zu Diabetes und Übergewicht führen kann.[181]

Auch auf unser Essverhalten wirkt sich die circadiane Rhythmik aus. Die Nahrungsaufnahme wird vom Gehirn kontrolliert und unterliegt metabolischen und emotionalen Faktoren, die ziemlich genau regulieren, was und wie viel wir essen. Studien belegen, dass unregelmäßiges Essen ohne »typische« Essenszeiten den Taktgeber im Gehirn verwirren, sodass es zu unkontrolliertem Essen, nächtlichem Essen und einem suchtähnlichen Essverhalten kommt.[182]

Wenn du dich an regelmäßige Essenszeiten gewöhnst, also zum Beispiel um 12.30 Uhr zu Mittag und um 18 Uhr zu Abend isst, dann fordert dein Hungertier immer seltener zwischendurch einen Snack ein. Es respektiert Regeln, wenn sie konsequent gelebt werden, und irgendwann akzeptiert es auch neue Routinen – vermutlich mit einem gewissen anfänglichen Widerwillen.

Fallbeispiel

Eine Klientin hatte irgendwann während des Studiums ihre fixen Essenszeiten aufgegeben. Sie aß immer nur dann, wenn sie Hunger hatte. Das war am Anfang praktisch, aber im Lauf der Jahre aß sie immer häufiger und immer mehr. Natürlich machte sich das auch auf der Waage bemerkbar. Das Erste, was wir gemeinsam festlegten, waren feste Essenszeiten. Weiterhin folgte die Regel, dass zwischen den Mahlzeiten nichts gegessen werden durfte.

Für die Klientin war die Umstellung äußerst schwer, und ihr Hungertier maulte gewaltig. Aber sie blieb konsequent, machte sich einen genauen Plan, verschob sogar Mittag- und Abendtermine, damit sie Zeit zum Essen hatte.

Immer wenn sie zwischendrin den Drang verspürte, etwas zu essen, hatte sie eine Flasche Wasser bereit. Die erste Woche fühlte sich alles nach Zwang an, aber schon in der nächsten war es einfacher. Auch wenn sie es ein paarmal schleifen ließ und zwischendurch naschte.

Gerade in den Wochen kurz nach der Umstellung ist es wichtig, die neue Routine zu verinnerlichen, um nicht wieder in alte Gewohnheiten zu verfallen. Die Klientin meisterte ihre Aufgaben sehr gut, und mit den Monaten verfestigte sich die neue Routine. Sie erkannte, wie wenig Überblick über die Essmengen und Qualität ihrer Nahrung sie vorher hatte. Sie konnte nun auch viel besser spüren, was Hunger eigentlich ist und was nur Lust ist. Die simple Einführung von festen Essenszeiten und der Verzicht auf Snacks halfen ihr, abzunehmen und ihr Gewicht zu halten.

Routinen sind Verhaltensweisen, die wir nicht mehr bewusst kontrollieren oder hinterfragen. Wir haben sie akzeptiert – entweder, weil wir sie einmal als sinnvoll erachtet haben, oder weil wir keine anderen, besseren erlernt haben.

Das Erlernen von Routinen kostet vor allem am Anfang Überwindung. Wenn du die Routine »Keine Snacks zwischendurch« lernen willst, brauchst du ein Verhalten, das auf den Heißhungerimpuls reagiert – und zwar anders als die alte Routine, wo du sofort nachgegeben hast.

Da du nicht »nichts« tun oder denken kannst, brauchst du alternative Gedanken oder Verhaltensweisen, einen Plan B. Eine tolle Technik, wie du leichter neue Verhaltensweisen und Routinen entwickeln kannst, ist die 5-Sekunden-Regel.

Eine Entscheidung von Sekunden

Mel Robbins, Autorin und geübte Vortragende, entdeckte für sich eine »5-Sekunden-Regel«, nachdem sie den desaströsen Crash der Firma ihres Mannes und ihren eigenen Jobverlust erleben musste.[183] Sie versank in eine tiefe Lethargie und war kaum noch in der Lage, ihr Leben zu meistern. Alles, was sie tat, fiel ihr schwer.

Sie wusste eigentlich, was sie tun müsste, aber in dem Moment, wo es an der Zeit gewesen wäre, ihre Pläne umzusetzen, ging es wieder nicht. Eines Abends sah sie im Fernsehen den Start einer Rakete, der Countdown begann und dann wurde der Koloss mit gewaltiger Kraft der Antriebe vom Boden weggedrückt.

Am nächsten Morgen, als der Wecker wie immer um sieben Uhr klingelte und sie ihn frustriert abschalten wollte, um sich nochmals umzudrehen, sagte sie sich plötzlich: »Ich werde aufstehen wie eine Rakete: 5 – 4 – 3 – 2 – 1 – GO!« Als sie dastand, in der Kälte ihres Zimmers, war sie verblüfft. Es hatte geklappt. Sie hatte einen monatelangen Kreislauf unterbrochen! Sie war erstaunt und musste gleichzeitig über das Motivationsvehikel, die Rakete, lachen. Aber egal, irgendwie fühlte sie sich »anders« und beschloss, weiterhin so zu verfahren. Anziehen! 5 – 4 – 3 – 2 – 1 – GO! Schritt für Schritt erledigte sie im Tagesverlauf all die Dinge, die sie in den vergangenen Monaten vor sich hergeschoben oder verdrängt hatte. Der Punkt war, immer innerhalb von fünf Sekunden zu handeln anzufangen, bevor man auf andere Gedanken kommen kann – die Entdeckung ihrer »5-Sekunden-Regel«. Mit jedem erfolgreichen Schritt wuchsen Mels Selbstbewusstsein und ihre Zuversicht.

Sie fing an, zu recherchieren, was genau da in ihrem Gehirn passierte. Die Erklärung ist recht simpel: Das Gehirn, insbesondere der präfrontale Kortex (er ist stark am Arbeitsgedächtnis beteiligt), ist ständig dabei, neue Ideen zu entwickeln. Es macht dir Vorschläge, was du Neues und Besseres tun könntest. Du kennst das vielleicht selbst, du weißt, was du tun könntest ... Wenn der Vorschlag, die Idee jedoch nicht innerhalb von fünf Sekunden in die Tat umgesetzt wird, schalten sich andere Bereiche des Gehirns ein und bieten sofort alte, routinierte Verhaltensweisen und Gedanken an: »Ach, nur noch zehn Minuten«, »Nur dieses eine Stück Schokolade noch«, »Morgen mache ich Sport, jetzt ist es zu kalt«.

Sobald dieses »zweite Programm« läuft, fällt es deutlich schwerer, den ersten Vorschlag des präfrontalen Kortex wiederaufzunehmen und umzusetzen. Wenn du aber innerhalb von fünf Sekunden auf die neue Idee, den neuen Vorschlag eingehst, kannst du ohne Umschweife zu neuen Verhaltensweisen und Routinen gelangen. »Handeln vor Denken!«[183]

ÜBUNG 11: ZWISCHEN ALTER UND NEUER ROUTINE

Die Gefahr lauert in den kleinen Alltagsentscheidungen. Stell dir einen dieser typischen Momente vor, wo Gelüste und Heißhunger hochkommen. Wenn du dir dann die Frage stellst: »Hunger, Lust oder Durst?«, wirst Du, wenn du ehrlich zu dir bist, ziemlich schnell die Antwort wissen. Wichtig ist, darauf vorbereitet zu sein, mit klaren Handlungsvorstellungen.

Wenn du Hunger hast: Überleg dir, wie lange es bis zur nächsten »offiziellen« Mahlzeit dauert. Ist es noch zu lange hin, versuche den Hunger durchzustehen und trinke vorerst etwas. Wenn es gar nicht anders geht, dann nimm einen gesunden Snack (z. B. frisches Obst oder Gemüse), den du immer vorbereitet haben solltest.

Wenn du Gelüste hast, gibt es verschiedene Ursachen. Überleg dir, was du gerade tatsächlich brauchst oder was du ausgleichen willst. Vielleicht ist dein Arbeitstag gerade langweilig und dein Gehirn will dich ablenken. Sag: »3-2-1-Stopp! Es gibt nichts zu essen, aber eine Pause!« Mach dann eine kurze Pause, schau aus dem Fenster, strecke und räkle dich usw. Andere Situation: Wenn du nach Hause kommst und dich überfällt diese unbändige Lust, dich auf der Couch mit Süßem vollzustopfen, überleg dir ein alternatives Ritual (z. B. Beine hochlegen, dehnen und strecken, einen Tee machen, ein Bad nehmen usw.). In dem Moment, wenn der Impuls kommt: 3-2-1-Stopp! Schwenke um auf die Alternative. Wenn du schon auf dem Weg in die Küche warst: 3-2-1-Stopp! Dreh um. Oder wenn du schon den fetten Schokoriegel im Mund hast: 3-2-1-Stopp! Pack ihn weg. Bravo!

Unterbrich eine eingefahrene, negative Routine sofort und versuche etwas anderes, Gesünderes.

Hier ein paar weitere Ideen, um negative Routinen zu unterbrechen und neue zu etablieren:

Wasser und Trinken

Fangen wir mal mit den einfachen, gesunden Routinen an: Trinken. Wasser ist wichtig beim Abnehmen, denn es hat eine Transportfähigkeit, es kann Altes und Ungesundes ausspülen. Du bestehst zum Großteil aus Wasser, in deiner Kindheit mehr als im Alter. Im Lauf des Lebens findet eine Umverteilung zwischen »Flüssigkeit« und »Trockenmasse« statt, weil du immer mehr Schlackenstoffe in deinem Körper ansammelst. Diese

Umverteilung lässt sich nicht ganz verhindern, aber reduzieren und verlangsamen.

Wasser hat die natürliche Funktion eines Transportmittels. Durch die chemische Eigenschaft als Dipol (mit einem positiv und einem negativ geladenen Pol) ist es hervorragend dazu geeignet, Stoffe zu lösen und an sich zu binden. Wenn du Wasser trinkst, spülst du dich gewissermaßen durch. Das hängt allerdings von der Qualität des Wassers ab, also inwiefern das Wasser bereits mit anderen Stoffen beladen ist.

Je weniger Substanzen im Wasser gelöst sind, desto mehr Schlackenstoffe kann es aus deinem Körper herausnehmen. Das kann in geringem Maß sehr gesund und gut sein, in großem Maß aber zu einem Ausschwemmen von Mineralien führen. Wie immer kommt es auf die Dosis an. Wasser aus sogenannten Heilquellen weist eine geringe Ladung mit anderen Substanzen auf, das lässt sich unter anderem mithilfe des Mikrosiemens-Werts (µS) messen. Je höher der Wert, desto mehr Substanzen befinden sich im Wasser. Dies können beispielsweise Schwermetalle, Medikamente, Nitrate usw. sein.

Da über den Mikrosiemens-Wert organische Substanzen wie Hormone, Pestizide und Fungizide nicht mitgemessen werden können, ist es schwer, auch etwas über die Trinkwasserqualität auszusagen. Dennoch, der Mikrosiemens-Wert der Heilquelle Lourdes etwa liegt zwischen 20 bis 80 µS/cm. Unter 130 Mikrosiemens kommt Wasser im Körper seinen nützlichen Eigenschaften nach.

Die WHO schlägt einen Grenzwert von 750 und die EU von 400 µS/cm vor. In Deutschland wurde der Richtwert auf erstaunliche 2790 µS/cm angehoben.[184] In einigen Gebieten liegt der Wert bei rund 200, in stadtnahen Gebieten um die 500 und in einer Großstadt manchmal auch darüber. – In der »Berliner Morgenpost« war im November 2017 beispielsweise ein Artikel zu lesen, in einer Polizeidienststelle käme seit Jahren bräunliches und stark mit Blei und anderen Schwermetallen belastetes Wasser aus der Leitung.[185]

Der französische Wissenschaftler Louis-C. Vincent (Anthropologisches Institut Paris) führte zahlreiche Versuche durch, in denen er den Effekt von reinem Wasser mit niedrigem Mikrosiemens-Wert auf die Gesundheit von Mensch und Tier untersuchte. Er stellte fest, dass Lebewesen gesünder und vitaler sind, wenn sie reines Wasser trinken.[200, 201]

Doch woher bekommt man heute solch ein Wasser? Natürlich gibt es gutes Wasser in Glasflaschen (wenn möglich ohne Aluminiumdeckel) zu kaufen. Allerdings muss man wissen, dass sowohl käuflich zu erwerbendes Wasser als auch Leitungswasser nur auf wenige, gewisse Schadstoffe getestet wird. Deswegen macht es Sinn, das Leitungswasser selbstständig aufzubereiten. Dazu gibt es inzwischen gute Filtertechniken, die mithilfe von Grob-, Fein- und Aktivkohlefiltern die Wasserqualität deutlich verbessern und den Mikrosiemens-Wert reduzieren. Damit können Schlackenstoffe besser aus dem Körper ausgeleitet werden, was auch den Abnehmprozess unterstützen kann.

Es gibt Filtertechniken wie eine Osmoseumkehranlage, die »Reinstwasser« erzeugt. Gefiltertes Wasser wird häufig als »totes Wasser« bezeichnet, da kaum noch Mineralstoffe enthalten sind. Man kann ihm aber organische oder anorganische Mineralien zuführen, etwa in Form von Steinen, mit einem Spritzer Zitrone, Ingwer, Gurke oder Apfel.

Die Zubereitung von Tee mit gefiltertem Wasser ist auch wesentlich bekömmlicher, da der ausgefilterte Kalk die ätherischen Öle der Kräuter und Pflanzen nicht mehr bindet. Du wirst diese glänzende Schicht also nicht mehr auf deinem Tee schwimmen sehen, weil die ätherischen Öle im Teewasser gelöst bleiben.

Was beim Trinken zu beachten ist: Versuch mal, während des Essens und bis zu zwei Stunden danach nichts zu trinken, um den Magensaft nicht zu verdünnen. Kaue stattdessen lieber etwas besser und länger. Gutes Einspeicheln der Nahrung fördert die Verdauung – genauso wie eine möglichst effektive Denaturierung der Nahrung durch die Magensäure.

Trinken ist lebenswichtig, und der Richtwert der Trinkmenge pro Tag liegt bei rund 2,5 Litern. Hier ein Tipp für eine bessere Trinkroutine: Stelle dir eine Flasche Wasser (es können auch ungesüßter Tee oder Wasser mit etwas Saft oder Zitrone usw. sein) vormittags sowie am Nachmittag an den Arbeitsplatz oder in deine Küche – und trinke immer wieder davon, bis sie leer ist. In den ersten Tagen fühlt sich das vielleicht noch wie Nötigung an – irgendwann jedoch wird es eine Notwendigkeit und du hast häufiger Durst als vorher. Das Trinken von koffein-, teein- oder alkoholhaltigen Getränken zählt übrigens nicht, denn der Körper braucht zu deren Abbau zusätzlich Flüssigkeit. Trinkst du den ganzen Tag nur schwarzen Tee oder Kaffee, dann vertrocknest du eigentlich eher, als dass du »Flüssigkeit« zu dir nimmst.

Sport und Bewegung

Ich habe es hier schon das eine oder andere Mal erwähnt: Bewegung ist wichtig! Ohne Bewegung bewegt sich auch beim Abnehmen nicht viel ... Bewegung, egal in welcher Form, fördert das Wohlbefinden und die Vitalität und führt dazu, dass du Muskeln aufbaust.

Deine Muskeln sind Energiekraftwerke, in denen du deine Glukose verbrennst. Je mehr Muskeln, desto mehr verbrennst du und nimmst ab. Bewegung ist aber nicht nur zum Abnehmen da. Sport unterstützt deine Gesundheit auf verschiedensten Ebenen, von beschleunigten Wundheilprozessen bis hin zur Krebs- oder Schmerzprophylaxe. Dein Körper ist für Bewegung geschaffen, sie setzt Tryptophan frei, sodass das Glückshormon Serotonin produziert werden kann. Langstreckenläufer kennen dieses Gefühl als sogenanntes »Runner's High«.

Je fitter du bist, desto mehr Glukose können deine Muskelzellen aufnehmen, weil sie mehr Glukose-Transporter bilden und sensibler für Insulin werden. Das ist insofern gut, weil der Zucker dann eher in den Muskelzellen verbrannt als in den Fettzellen abgespeichert wird. Durch Sport erhöht sich deine metabolische Flexibilität, denn aktive Muskeln bilden Laktat und das Gehirn lernt mit der Zeit, Laktat als Energiequelle zu nutzen. Wenn du mit deinem Hungertier also öfter joggen gehst, hast du seltener Heißhunger.[161]

Es gibt wahrscheinlich tausend weitere Gründe, warum Sport und Bewegung so gut sind, und im Grund weißt du das ja auch. Trotzdem ist es schwer, eine gute Sport-Routine zu entwickeln. Viele nehmen sich vor, abzunehmen, und trainieren in der ersten Motivationsphase stundenlang im Fitnessstudio. Nach ein paar Wochen wundern sie sich, warum sie in den ersten Tagen abgenommen haben, danach aber irgendwann nicht mehr.

Jene, die es ganz genau machen wollen und ihre Muskel-, Fett- und Wassermasse messen, stellen fest, dass sie vor allem Wasser und Muskeln einbüßen, nicht aber Fett. Gerade wenn du frisch mit Sport anfängst, ist es wichtig, langsam zu beginnen. Wenn du die sichere Oase verlässt und untrainiert in die Wüste gehst, solltest du es ebenfalls langsam angehen lassen. Erst mal gemütlich spazieren gehen, 20 Minuten lang, dann irgendwann 40 Minuten, dann powerwalken oder mit Gewichten gehen und dann irgendwann joggen. Abgesehen davon findet die Fettverbrennung anfangs ohnehin nur bei langsamem Tempo statt.

Während du bei einer schnellen Gehgeschwindigkeit etwa je 50 Prozent der Energie durch die Verbrennung von Fett und Kohlenhydraten gewinnst, so verändert sich das Verhältnis zuungunsten der Fettverbrennung, je schneller du läufst (und natürlich abhängig von deinem Trainingszustand). Beim Joggen in untrainiertem Zustand kann es dann sein, dass du die Energie nur noch aus der Kohlenhydratverbrennung gewinnst und keine Fettverbrennung mehr stattfindet. Ein einstündiger, zügiger Spaziergang ist zu Beginn deines Trainings also wesentlich effektiver als 20 Minuten bei hohem Tempo auf dem Laufband.

AEROBE UND ANAEROBE VERBRENNUNG

Mit zunehmender Laufgeschwindigkeit nimmt der Anteil der Kohlenhydratverbrennung zu und die Fettverbrennung ab. Das hängt damit zusammen, dass du bei hoher Laufgeschwindigkeit in untrainiertem Zustand gleich in den anaeroben Bereich kommst. Das bedeutet: Es gibt zwei Glukoseverbrennungsmöglichkeiten im Körper. Die erste ist die anaerobe, die ohne Sauerstoff funktioniert. Dabei gewinnen deine Muskeln ihre Energie, indem sie Glukose zu Laktat abbauen. Diese Energiegewinnung ist zwar sehr schnell, aber der Nettoenergieertrag ist gering. Laktat fällt als Endprodukt an, das ins Blut geht, aber von einem untrainierten Gehirn nicht verwertet werden kann. Außerdem führt Laktat zur Übersäuerung der Muskeln und ist zu einem gewissen Grad schuld am Muskelkater. Muskelkater ist also immer ein Zeichen dafür, dass du zu intensiv Sport betrieben hast und dein System noch nicht gelernt hat, mit dem Laktat umzugehen.

Wenn du hingegen durch eine langsamere, aber längere Laufgeschwindigkeit im aeroben Bereich bleibst, kommt dein Körper mit der Sauerstoffversorgung hinterher und Laktat kann in den Muskeln mithilfe von Sauerstoff in den Mitochondrien (Energiekraftwerke der Zellen) weiter verbrannt werden. Der Vorteil: Durch diese aerobe Verbrennung wird deutlich mehr Energie für den Körper bereitgestellt als bei der Glukose-Laktat-Verstoffwechslung.

Da du beim Sport aber nie in einem völlig aeroben Zustand bleibst, bleibt immer ein wenig Laktat übrig. Dieses geht ins Blut über und das Gehirn lernt, nach und nach Laktat als Energiequelle zu nutzen. Nach einiger Zeit regelmäßigen Trainings meldet dein Gehirn als Antwort auf die Laktat-Lieferung dann irgendwann zurück, dass deine Fettzellen sich öffnen dürfen und die Lipolyse (Fettverbrennung) hochgefahren werden kann. Eine weitere Energiequelle tut sich auf und du fängst nun an, abzunehmen.

Auf diese Weise trainierst du deine metabolische Flexibilität und dein Körper kann immer schneller zwischen den verschiedenen Energiequellen hin und her schalten. Du merkst das daran, dass du irgendwann nicht mehr nur 20 Minuten, sondern 30 Minuten joggen kannst. Das ist der Trainingseffekt! Er funktioniert nur, wenn du langsam anfängst und dich langsam nach oben hin steigerst.

Hab Geduld mit deinem Körper, er muss erst die entsprechenden Enzymaktivitäten und Rezeptoren hochfahren, um sich an deine neuen Lebensgewohnheiten anzupassen.

Bewegung trägt maßgeblich zu einem besseren Wohlgefühl bei. Fange lieber heute als morgen damit an! Wenn du dich lange nicht bewegt hast, kannst du dir das nur schwer vorstellen. Aber wenn du erst mal eine gewisse Trainingsroutine entwickelt und die ersten schwierigen Tage überwunden hast, kommt das positive Gefühl von ganz allein. Bewegung führt nämlich zu einem Tryptophan-Anstieg und dadurch zu mehr Serotonin, dem »Glücklichmacher«-Hormon.

Bewegung führt auch zu einem Anstieg von körpereigenen Opioiden. Du kannst also getrost alle anderen Opioid-Stimulatoren wie Essen, Sex, Alkohol oder Drogen weglassen. Sport ist die neue Droge! Du lachst nun vielleicht, aber es gibt Extremsportler und Adrenalinjunkies, die süchtig nach diesem Kick sind.

Bewegung ist aber nicht gleich Bewegung. Das heißt, nicht jede Sportart ist für jeden geeignet. Vielleicht brauchst du ja statt Joggen etwas Akrobatisches (Aerobic, Tanz, Poledance usw.) oder Archaisches (Kampfsport). Vielleicht ist es besser für dich, allein statt in einer Gruppe zu trainieren. Vielleicht brauchst du feste Zeiten, damit du dich nicht »drücken« kannst, oder das genaue Gegenteil, nämlich eine freie Terminplanung, weil du einen flexiblen Arbeitsalltag hast. Du wirst es merken: Wenn die gewählte Sportart gar keine Glücksgefühle in dir entfacht und du dich Woche für Woche damit quälst, dann probiere unbedingt was anderes aus, zu dem du dich nicht zwingen musst. Das Wichtigste ist der Spaß an der Sache!

Körpereigene Opioide haben einen starken Einfluss auf die Stimmungslage.[186] Sie reduzieren Angstsymptome und Stressempfinden, indem sie die Cortisolwirkung bei Stress dämpfen.

Bewegung führt zu einer erhöhten Opioidproduktion, und sie macht die Opioidrezeptoren feinfühliger. Du brauchst also mit der Zeit immer weniger Opioide, um dich gut zu fühlen. Das Beste daran: Du wirst weniger anfällig für externe Opioide bzw. die Aktivierung deines Opioidsystems durch andere Substanzen oder Tätigkeiten, wie Alkohol, Essen, Shoppen etc. Bewegung trainiert also die Rezeptoren und verfeinert sie, sodass dir irgendwann weniger Glukose ausreicht, um dich rundum zufrieden zu fühlen.

Schlaf

Beim Schlaf passiert einiges, was dir hilft, Stress abzubauen. Dein Gehirn nutzt nachts die Zeit, um Eindrücke des abgelaufenen Tages zu verarbeiten. Es reinigt sich von Toxinen und Stoffwechsel-Abbauprodukten, indem sich die Zellen in der Tiefschlafphase zusammenziehen. Die Zellzwischenräume nehmen dabei um bis zu 60 Prozent an Volumen zu. Die extrazelluläre Flüssigkeit kann nun besonders gut abfließen und mit ihr viele »Abfälle«. Gesunder, ausreichender Schlaf hilft also nicht nur bei der Stressreduktion, sondern hält auch das Gehirn länger frei von Schadstoffen.

Nachts regeneriert dein gesamter Körper, alle Organe und Zellen. Deine tagsüber trainierten Muskeln werden übrigens nur nachts aufgebaut, Mikromuskelrisse werden repariert. Wenn du also mehr Muskeln aufbauen möchtest, reicht es nicht aus, einfach nur tagsüber zu trainieren, du solltest nachts auch tief und entspannt schlafen. Schlafmangel ist kontraproduktiv, nicht nur für Sportler.

Die körperliche Regeneration und der Muskelaufbau finden vor allem in der ersten Hälfte des Schlafs, insbesondere in der Tiefschlafphase, statt. Die zweite Hälfte des Schlafs ist wichtiger für die mentale und psychische Regeneration.

Zu einem gesunden Schlaf gehören fünf Schlafphasen. Nach der Einschlaf- und einer Leichtschlafphase tauchst du ziemlich schnell in die Tiefschlafphasen ein, danach folgt die Traumphase (REM-Schlaf) – insgesamt ein etwa neunzigminütiger Zyklus, der sich mehrmals pro Nacht wiederholt. Die erste Tiefschlafphase ist die längste und effektivste – vor allem, wenn sie vor Mitternacht stattfindet.

Um zu einem ausgeglichenen, tiefen Schlaf zu finden, gibt es ein paar gute Routinen, die dir dabei helfen können:

Gute Schlafroutinen

1. Kein Fernsehen, PC oder Smartphone nach 21 Uhr. Diese Geräte senden kurzwelliges blaues Licht aus, das in deinem Gehirn die Produktion des Schlafhormons Melatonin hemmt. Ohne Melatonin wirst du einfach nicht richtig müde.
2. Tageslicht: Tagsüber brauchst du viel Licht, wodurch das Melatonin gehemmt wird. Dazu muss man wissen, dass Melatonin ein Abbauprodukt von Serotonin und Tryptophan ist. Die Produktion ist abhängig von der Tryptophanproduktion, und diese wird, wie wir wissen, durch Darmbakterien, Bewegung, aber auch Tageslicht in der Zirbeldrüse im Gehirn aktiviert. Je mehr Serotonin du tagsüber aus dem Tryptophan produzierst, desto wacher und vitaler fühlst du dich und umso mehr Melatonin kannst du nachts bilden – und besser schlafen. Also: Glückliche und vitale Menschen schlafen besser.
3. Sport: Am besten morgens, denn beim Sport entstehen Tryptophan und Serotonin. Wenn du zu spät am Abend Sport machst, kann es sein, dass dich das Serotonin noch lange wachhält.
4. Dunkelheit im Schlafzimmer: Je mehr Lichtquellen im Schlafzimmer sind (am unvorteilhaftesten ist der Fernseher), desto unruhiger ist der Schlaf, weil die Melatoninproduktion unterbunden wird. Gerade Menschen, die Hintergrundgeräusche zum Einschlafen brauchen, sollten besser Audios mit Naturgeräuschen im Hintergrund laufen lassen. Für viele

Menschen hat der Fernseher bekanntlich die Funktion, vom Grübeln abzulenken. Dazu gibt es einen extra Tipp:

5. Grübeln: Sorgenvolle Gedanken können starke Stressoren sein und zur Ausschüttung der Stresshormone Adrenalin und Cortisol führen. Cortisol macht wach und unruhig. Da Stresshormone vor allem die Aufgabe haben, dich auf Kampf oder Flucht vorzubereiten, ist nachts im Bett definitiv nicht der richtige Moment, Probleme zu wälzen. Da du dann ohnehin keine Lösungen herbeizaubern kannst, hilft es, die Gedanken aufzuschreiben und für den nächsten Tag aufzuheben. Jedes Mal, wenn dich die Gedanken wieder einholen, dann sage zu dir: »Hier und jetzt gibt es nichts, was ich tun kann. Morgen, wenn ich wach bin, werde ich mich ihnen widmen und am besten mithilfe von jemandem eine Lösung finden.« Oder: »Hier und jetzt bin ich sicher und kann gerade nichts aktiv tun.« Schaffe dir positive Gedanken: Stell dir vor, ruhig und sicher zu sein. Visualisiere, wie du dem Problem stark und gelassen gegenüberstehst. Beobachte dabei, wie du wirkst, wie deine Gestik aussieht. Im Lauf der Nacht verarbeitet das Gehirn häufig Probleme – und am nächsten Tag sieht die Welt schon wieder anders aus.

6. Kein Essen bis zu vier Stunden vor dem Schlafengehen, vor allem nicht schweres Essen mit viel Proteinen und Fett. Dies kann zwar schlapp und müde machen, wühlt aber innerlich auf, sodass der Schlaf ausbleibt. Auch interessant: Pflanzenfasern im Essen verlängern die Tiefschlafphase, während gesättigte Fette sie verkürzen. Zucker, vor allem der erhöhte Blutzucker, macht den Schlaf unruhig.

7. Entspannung: Wenn du entspannt schlafen gehst, schläfst du ruhiger und tiefer. Entspannung entsteht, wenn der Parasympathikus aktiviert ist. Das kannst du auf folgende Arten unterstützen: Atemübungen, Meditation, Singen, Progressive Muskelrelaxation (PMR), autogenes Training usw. Viele machen solche Übungen mithilfe von Apps direkt im Bett, weil man dabei meist rasch einschläft.

8. Mithilfe von bestimmten ätherischen Ölen, wie Lavendel, kannst du dich schneller beruhigen und leichter in den Schlaf finden. Geruch hat eine direkte Wirkung auf dein Gehirn. Der Geruch ist übrigens der einzige Sinn, der über die Riechrinde zur Hirnrinde (Cortex) gelangt, ohne vorher durch den Thalamus (Gehirnareal, das auch »Tor zum Bewusstsein« genannt wird) geleitet zu werden. Der Thalamus bewertet, was wichtig und unwichtig ist. Zur Riechrinde wird auch ein Teil der Amygdala gezählt, ein elementarer Bereich unseres limbischen Systems, der für die Entwicklung von Emotionen zuständig ist. Die Riechrinde sendet die Signale weiter zum Hippocampus, der die Gerüche im Gedächtnis verankert. Aufgrund dieses außergewöhnlich kurzen Wegs verwundert es nicht, dass Gerüche besonders intensive Reaktionen auslösen können. Jeder weiß intuitiv, was gemeint ist, wenn man einen anderen Menschen »nicht riechen kann«. Wenn aber die »Chemie« mit jemandem stimmt, sind wir in Harmonie, der Geruch des eigenen Partners kann uns sogar sexuell erregen.

9. Genauso können bestimmte Gerüche uns entspannen. Dazu gehören neben Lavendel auch Melisse, Anis, Rose, Geranie, Ylang-Ylang, Bergamotte, Zitronengras, Vanille, Orange, Rosmarin, Fichtennadeln, Kamille, Jasmin und Zedernholz. Gerüche können dich aber auch direkt aus einem Gedanken oder einem Zustand herausholen, weil sie so schnell und tief wirken.

10. Auf der Webseite www.emotional-mind.com findest du Ölmischungen, die dich vor allem bei Heißhungerattacken aus dem Trigger-Zustand herausholen und in einen »gesättigteren« Zustand hineinversetzen.

Atmen

Du wirst dich vielleicht wundern, was dieses Thema hier zu suchen hat. Was soll Atmen mit Abnehmen zu tun haben!? Mehr, als du denkst! Das Verbrennen von Nahrung lässt sich mit dem Verbrennen von Holz vergleichen. In beiden Fällen werden Kohlenstoffe (Glukose besteht aus Kohlenstoffverbindungen) mithilfe von Sauerstoff verbrannt.

Die Intensität des Feuers hängt von der zugeführten Sauerstoffmenge ab. Dementsprechend kann Holz fast restlos verbrennen, wenn für eine hohe Sauerstoffversorgung gesorgt wird. Bei zu geringer Sauerstoffmenge kann es zu einem Schwelbrand mit viel Qualm und vielen Rückständen kommen. Natürlich hängt das effiziente Verbrennen auch von der Qualität des Holzes (= Essen) ab, sei es natürliches Holz (= gesundes Essen) oder Sperrholz mit Klebezusätzen (= industriell verarbeitetes Essen).

Wenn wir dieses Beispiel auf unsere Nahrung und die Fähigkeit, sie zu verbrennen, anwenden, dann wird klar, wie wichtig nicht nur die Qualität (Natürlichkeit) der Nahrung ist, sondern auch, wie wichtig die Sauerstoffzufuhr, also das Atmen, ist. Nicht umsonst beschäftigen sich jahrtausendealte Kulturen, wie die chinesische, indische, aber auch die amerikanische (schamanische) Kultur mit dem Atmen und Atemtechniken.

Der amerikanische Arzt und Psychotherapeut Alexander Lowen, Begründer der Bioenergetischen Analyse, orientierte sich stark am Körper, um emotionale Blockaden aufzuspüren. Er prägte den Satz: »Ein Mensch, der nicht tief durchatmet, beschneidet das Leben seines Körpers.«[187] Er beobachtete, dass die Menge an Energie, die ein Mensch hat, und wie er sie benutzt, über seine Persönlichkeit entscheidet. Diese Energie könne man steigern, indem man den Atem trainiert, vertieft und bewusst wahrnimmt.

Lowen therapierte unter anderem depressive Menschen, bei denen er meist auch eine zu flache Atmung festgestellt hatte, mithilfe von Atemtechniken. Bei diesen Patienten nahmen sowohl die Wahrnehmung für den eigenen Körper als auch deren Energie und innere Stärke zu.

Ein tiefer, bewusster Atem kann also zu mehr Wohlbefinden, Kraft und Energie führen. Vor allem führt er zu einer höheren Sauerstoffsättigung im Blut. Das Blut transportiert den Sauerstoff und die Nährstoffe, also auch die Glukose, in die Körperzellen. Erst dort treffen die beiden Stoffe (Glukose und Sauerstoff) aufeinander und werden in den Mitochondrien (kleine Zellorgane, Energiekraftwerke des Körpers) genutzt, um den eigentlichen »Treibstoff«, das ATP (Adenosintriphosphat), herzustellen. ATP beschreibt die verfügbare Energie in jeder Zelle unseres Organismus.

Stehen die Mengen an Sauerstoff und Glukose in einem guten Verhältnis, dann funktioniert die »Verbrennung« optimal und es entstehen keine Reststoffe. Ist das Verhältnis unausgeglichen, kommt es zur »Sparflamme« oder zum Schwelbrand. Dann wird die Glukose nicht verbrannt, sondern nur über die Glykolyse (Teil des Glukosestoffwechsels) in Laktat umgewandelt. Dadurch entsteht zwar auch Energie, aber nicht besonders viel. Der Blutzucker sinkt dann viel schneller und dein Hungertier wird getriggert.

Nachfolgend eine Übung für einen tieferen Atem. Atemtraining nützt dem Körper auf vielfache Weise. Besonders in stressigen Momenten ist es eine der effektivsten Methoden, um dich leichter zu entspannen.

ÜBUNG 12: TIEFERER ATEM

Es gibt unzählige Übungen und auch Apps, um den Atem zu vertiefen und mehr Wohlbefinden zu erlangen. Die folgende Übung ist gar nicht schwierig, und je öfter man sie macht, desto mehr verinnerlicht man sie:

- Setz dich aufrecht hin und lass den Atem erst mal ganz natürlich fließen. Stell dir vor, wie dein Atem mit jedem Einatmen tiefer geht – in die Brust, in den Bauch, in die Hüfte und bis in die Beine. Mit jedem Einatmen nimmst du neue, frische Energie auf – und mit jedem Ausatmen gibst du Altes und Verbrauchtes ab, lässt du mehr und mehr los.

Das ist eine sehr entspannende Übung, die du zum Beispiel jeden Morgen und Abend ganz einfach und ohne großen Aufwand durchführen kannst. Sie dauert buchstäblich nur ein paar Atemzüge. Nimm dir regelmäßig Zeit dafür.

In stressigen Momenten kannst du die »Fünftakt-Atmung« anwenden:

• Atme für die Dauer von fünf Herzschlägen ein – und ebenso über die Dauer von fünf Herzschlägen wieder aus. Wenn dir das leichtfällt, erhöhe auf den Zeitraum von sechs Herzschlägen. Durch das Zählen wird die Konzentration auf das bewusste Atmen gelenkt. Eine tiefe, langsame Atmung wirkt ungemein beruhigend, der Körper wird entspannt.

Umgang mit Stress

Stress ist eine Bewertung. Manchmal eine sinnvolle, manchmal ist sie übertrieben. Für den Betroffenen fühlt sie sich immer erst einmal ziemlich intensiv an. Das Stressempfinden ist sehr subjektiv. Es hilft Dir wenig, wenn jemand anders dieselbe Situation nicht so stressig empfindet. In deiner Wahrnehmung passiert gerade etwas, was sich nicht gut anfühlt und dich überfordert.

Du erlebst Stress dann, wenn es keine Alternative zu geben scheint. Sobald du anfängst, dir Wahlmöglichkeiten zu schaffen, würde sich dein Stress deutlich reduzieren.

Wie reagiert dein Körper auf Stress? Er stellt Energie in Form von Unruhe und Emotionen bereit, damit du den Stressor eliminierst, verlässt oder dich so weiterentwickelst, dass du stressfrei damit umgehen kannst. Das oberste Ziel bei Stress ist, sich folgende Fragen zu stellen: »Was für alternative Möglichkeiten habe ich?«, »Was will ich?« und »Was brauche ich, um mir das zu ermöglichen?«

Einige Menschen halten es erstaunlich lange mit einem Stressor, der nicht selten im Gegenüber gesehen wird, aus. Einige sind mit ihm verheiratet, andere arbeiten für ihn oder haben ihn in der eigenen Firma sogar eingestellt. Es gibt tausend Gründe, warum man sich einredet, dass man Stress – in welcher Form auch immer – noch aushalten könne und es doch eigentlich nicht so schlimm sei.

Das alles ist letztendlich nur Vermeidungsverhalten, und keine Situation ist ausweglos. Eine Alternative ist halt manchmal kurzfristig etwas anstrengender, man müsste sich ja dann verändern und vielleicht sogar noch weiterentwickeln. Und da Veränderung mit Anstrengung verbunden ist, lassen wir doch einfach alles so, wie es ist. – Viele Menschen denken so, weil sie Angst davor haben, sich von ihrem Partner, dem Job oder einem Angestellten zu trennen. Wer weiß, was danach kommt. Dann muss man sich ja wieder neu eingewöhnen und überhaupt erst mal das Risiko eingehen, dass alles vielleicht nicht mehr passt. Wir haben Angst vor Komplikationen. Das Leben ist kompliziert genug, warum es noch komplizierter machen.

Das Ziel sollte nicht sein, den Stressor loszuwerden, den Partner, den Job oder den Angestellten. Das Ziel ist, den Stress zu bewältigen und die Situation zu verbessern.

Denk mal nach: Was willst du genau im jeweiligen Moment, wenn dich etwas stört? Und wie kannst du es ansprechen? Wie kannst du zum Beispiel deinem Partner am besten mitteilen, dass du gerade jetzt traurig bist über sein Verhalten – ohne den Ärger hinunterzuschlucken und nachträglich patzig zu sein. Wie kannst du Schwächen bei einem Kollegen oder Angestellten ansprechen, ohne eine Zickerei heraufzubeschwören. Wie kannst du deinem Chef eine erlebte Ungerechtigkeit klarmachen, ohne das Risiko einzugehen, dass du bei ihm unten durch bist. Ehrlichkeit erfordert gute Kommunikationsfähigkeiten – und diese erfordern viel Training und vor allem Mut.

Je mehr du eine Auflösung von Stress vermeidest und ihn weiterhin erträgst, desto mehr dämpfst du dein Stresssystem. Parallel macht das dein Körper für dich, indem er das Cannabinoid-System aktiviert oder das Hungertier losschickt.

Kein Mensch hält Stress ungelöst über längere Zeit aus, jeder findet irgendwann seine individuelle Kompensationsmethode: Essen, Alkohol, Drogen, übermäßig viel Sport usw. Es gibt viele Möglichkeiten, »um den heißen Brei« herumzulaufen. Vielleicht mit der Hoffnung, dass der heiße Brei einmal kühler wird. Nur, das wird nicht passieren, denn du bewertest den Brei als heiß. Oder: Du bewertest ein klärendes Gespräch mit dem Partner oder dem nervigen Kollegen als zu heiß. Und du hast Angst.

Was du nicht weißt: Es ist alles nicht zu heiß – du hast einfach noch nicht die richtigen Techniken und Verhaltensmuster erkannt oder gelernt, um richtig damit umzugehen. Oder aber du bist nicht bereit, die Konsequenzen zu tragen. Du drückst dich, du jammerst. Anstatt passende Kommunikationstechniken zu lernen oder die Folgen zu tragen, verbringen wir oft Stunden am Telefon, um der besten Freundin zu erklären, warum der Brei zu heiß ist. Hab Mut, es gibt viele Strategien, um gut mit Stress umzugehen. Suche dir Hilfe. Wenn du dich jetzt zwischen Übergewicht und einem Coaching entscheiden müsstest, was würdest du wählen?

Zugegeben, eine sehr kurze Info zu einem sehr wichtigen Thema. Gerade die Auseinandersetzung mit dem »emotionalen Essen« aufgrund von Stress würde ein eigenes Buch füllen. Ich kann es nur empfehlen, Stressmanagement-Workshops oder entsprechende Online-Kurse zu besuchen. Die Techniken sind da, sie warten auf dich. Sie sind nur ein paar Klicks entfernt.

Enthaltsamkeit als tägliche Routine

Fasten ist wahrscheinlich die natürlichste Form einer Diät. Menschen, die krank sind, verlieren häufig den Appetit und essen tagelang fast nichts. Fasten scheint einerseits ein automatischer innerer Prozess der Heilung zu sein und andererseits eine Möglichkeit, präventive Gesundheitsvorsorge zu betreiben und seine metabolische Flexibilität zu erhöhen.

Andreas Michalsen, Chefarzt der Abteilung Naturheilkunde am Immanuel-Krankenhaus in Berlin und einer der renommiertesten Experten für Heilfasten, hat verschiedene Formen des Fastens untersucht. Es gibt das Buchinger-Fasten, das Wasserfasten, das periodische Fasten, Basenfasten und das intermittierende Fasten, um nur ein paar zu nennen. Einige unterstützen die körperliche Heilung, andere wiederum tragen zur geistigen Klärung bei.[188] Alle haben jedoch auf irgendeine Weise Einfluss auf die metabolische Flexibilität.

Michalsen rät, die Form des Fastens je nachdem zu wählen, was man erreichen möchte. Er glaubt, dass es förderlicher sei, die tägliche Nahrungszufuhr generell zu reduzieren, anstatt ab und zu sieben bis zehn Tage zu fasten. Durch die tägliche Kalorienreduzierung werde das Verdauungssystem entlastet und viele Alterskrankheiten könnten um bis zu fünfzig Prozent verhindert werden.[189]

Für das Verdauungssystem ist es allein schon eine Wohltat, zwischen den Mahlzeiten mindestens vier bis fünf Stunden Ruhe zu haben, um

a) gründlich zu verdauen
b) anschließend Zeit zu haben, den Dünndarm zu säubern.

Vielleicht kennst du diesen wunderbaren tibetischen Spruch: »Das Geheimnis des Lebens: Iss die Hälfte, gehe doppelt, lache dreifach, liebe grenzenlos.«

Auch in vielen anderen Kulturen haben sich ähnliche Weisheiten gehalten, wie zum Beispiel »Iss nur so viel, dass noch ein Drittel im Magen Platz hat.«

Ich denke, dass auch das ein- oder zweiwöchige Fasten seine Berechtigung hat, denn auf diese Art und Weise aktivierst du eine weitere Energiequelle, welche die metabolische Flexibilität erhöht.

Willst du deine metabolische Flexibilität erhöhen, solltest du folgende drei Varianten regelmäßig übers Jahr in deinen Alltag einbauen:

1. Einmal im Jahr eine Woche mit Gemüsebrühe fasten, um die Fettverbrennung zu trainieren.

2. Zwei bis drei Mal pro Woche das intermittierende Fasten praktizieren, um den katabolischen Stoffwechsel zu trainieren. So kannst du Energie aus Ketonkörpern, Eiweißen und sonstigen körpereigenen Stoffen ziehen.
3. An jeweils einem der Fastentage pro Woche Ausdauersport (Joggen, Cardio-Training, Spinning etc.) und einen Belastungssport (Muskelaufbau, Gewichte heben etc.) betreiben. Damit trainierst du einerseits deinen Körper, unter aeroben wie anaeroben Bedingungen Energie zu gewinnen, und andererseits dein Gehirn, Laktat als Energiequelle zu nutzen.

In den Momenten, wo du aber etwas isst, bereite dies mit Genuss und Freude zu, iss langsam und genieße es mit allen Sinnen. Wenn du daraus eine tägliche Routine werden lässt, dann hast du kein Problem mehr, dich in der üppigen Oase aufzuhalten. Mit der Zeit werden die ganzen Verlockungen um dich herum nicht mehr so interessant sein. Wenn du den Spagat zwischen Fülle und Enthaltsamkeit, zwischen Oase und Wüste schaffst, dann kannst du irgendwann genießen, ohne sofort essen zu müssen.

Schon Friedrich Nietzsche schrieb: »Es ist leichter, einer Begierde ganz zu entsagen, als in ihr Maß zu halten.« Es ist tatsächlich oft leichter, einmal nichts zu essen, als dauerhaft einen enthaltsamen Lebensstil zu führen. Mit der Oase-Wüste-Metapher ausgedrückt: Es ist leichter, draußen in der Wüste zu fasten, wo ohnehin nichts ist, als in der Oase, wo alles in Hülle und Fülle vorhanden ist. Beides zu können, ist wichtig. Und es ist gut, immer mal wieder in die Wüste zu gehen, Entbehrung, Enthaltsamkeit zu spüren und zu trainieren. Genauso wichtig, wenn auch ungleich schwerer, ist es, vor einem gedeckten Esstisch zu stehen und Maß zu halten. Ein Tipp fürs Fasten: Gemeinsam in einer geführten Gruppe zu fasten, mit einem strukturierten Tagesablauf, ist viel einfacher, als wenn du das allein und mit Selbstdisziplin machen willst.

Du solltest genau wissen, warum du eigentlich fasten möchtest. Wenn du einfach nur schnell abnehmen willst, ist Fasten der falsche Weg. Du wirst bald wieder alte (Essens-)Gewohnheiten aufgreifen und mithilfe des Jo-Jo-Effekts sogar zunehmen.

Wenn du aber fastest, um zu lernen, dass du gar nicht viel brauchst, um glücklich zu sein, dann stellen sich bald Erfolge ein. Dann hast du die Chance, deine alltäglichen Essroutinen zu verändern. Dann kannst du auch den leckeren Geruch eines frischen Croissants aushalten oder vielmehr genießen, ohne es unbedingt haben und essen zu müssen. Oder wenn der große leckere Braten vor dir steht – dann reicht dir auch mal eine halbe Portion, um zufrieden und satt zu sein.

Täglicher Genuss

Obiges bringt mich gleich zum nächsten, scheinbar gegenteiligen Punkt: dem Genießen. Je enthaltsamer du sein kannst, desto mehr kannst du genießen! Das klingt paradox, aber wie Friedrich Schiller schon sagte: »Die schönsten Träume von Freiheit werden im Kerker geträumt.« Wir brauchen diese Diskrepanz offenbar, um einer Sache wieder ihren Wert zu geben ...

Etwas, was täglich vorhanden ist, nehmen wir als selbstverständlich. Das Gleiche gilt auch für Beziehungen. Am Anfang ist alles noch neu, doch irgendwann wird alles zur Selbstverständlichkeit, als stünde es uns zu, und wir verlangen nach mehr. Dingen ihre tatsächliche Bedeutung und ihren Wert zu geben, ist ein aktiver Prozess, den wir uns täglich vor Augen führen und praktizieren sollten.

Genuss ist ein hochemotionaler Prozess. Du brauchst nicht nur deine fünf Sinne und eine Prise Dopamin, sondern auch Geduld und Vorfreude, um richtig zu genießen. Übergewichtige Menschen haben die Vorfreude, fünf Sinne und Dopamin, aber es fehlt meist an Geduld.

Viele Menschen bezeichnen sich als Genießer, doch wer zum Beispiel zum Genuss von Schokolade gleich eine ganze Tafel braucht, weiß nicht wirklich, was Genuss bedeutet. Genuss heißt spüren, sich Zeit nehmen und den Moment zelebrieren! Genuss heißt, den Sinnen nachzuspüren und ihnen Zeit zu geben, sich zu entfalten.

Wer eine ganze Tafel Schokolade isst, um dem Genuss hinterherzujagen, sucht vermutlich mehr nach einem Kick und ist am Ende eher frustriert als beglückt. Das wäre so, als ob man sich mit Chlor die Haare wäscht, damit sie sauber werden, oder Mozart bei maximaler Lautstärke hört. Alles nicht nötig, alles viel zu übertrieben.

Die Vorstellung von Genuss ist verknüpft mit dem Wunsch nach einem intensiven Gefühl, nach maximaler Empfindung. Gemäß der Aussage »Viel hilft viel« wird leider oft das Prinzip der maximalen Überdosierung angewandt, um irgendetwas zu spüren. Doch zum Genießen reicht manchmal allein schon die Vorstellung. Heißt es nicht: »Die Vorfreude ist die schönste Freude«? Schon die Inder haben Riten wie Tantra und das Yoga entwickelt, um ganz bewusst wahrzunehmen und die Sinne zu stimulieren.

Genuss ist für die Sinne das, was Sättigung für den Körper ist. Um genießen zu lernen, musst du einmal Genussverzögerung praktizieren – wobei wir im weiteren Sinn wieder bei der Enthaltsamkeit wären. Den Zeitpunkt des Essensbeginns hinauszuzögern, hat etwas sehr Sinnliches an sich.

Wir Menschen brauchen und lieben das Jagen und Erobern, wie in früheren Zeiten. Wir wollen die Belohnung für etwas, was wir erst erkämpfen mussten. Wenn uns nun etwas sättigt, ohne dass wir es vorher »erkämpfen« mussten, hat es nicht die Bedeutung, als wenn wir lange darauf hingearbeitet haben. Das gilt für Essen genauso wie für Sex.

Bleiben wir kurz beim Sex, denn Essen und Sex sind sich im Grunde genommen sehr ähnlich. Sex wird erst dann interessant und lustvoll, wenn wir andeuten und verzögern. Wenn wir den »Moment davor« zelebrieren. Genau das ist Verführung: das Spiel der Sinne – verheißen und verhüllen, heiß machen und auf Distanz gehen, alles auf spielerische Art und Weise. Das ist das Spiel des Liebens und irgendwie auch des Lebens. Das sind die Momente, wenn wir uns am intensivsten erleben und spüren. Es ist der kurze Moment vor der tatsächlichen Berührung, den wir am intensivsten wahrnehmen.

Und es ist der Moment kurz vor dem ersten Bissen Essen, wo alle Sinne am meisten angesprochen werden. Doch es ist die Ungeduld, die diesen magischen Moment zerstört.

▶ **TIPP: GENUSSTRAINING**

Trainiere deine Geduld und zelebriere »den Moment davor« – beim Essen, beim Sex, im ganzen Alltag und Leben. Erst dann hat dein Gehirn das Gefühl, dass du, wenn es nun ums Essen geht, auch tatsächlich gegessen hast und satt bist.

Diese Zeit vor der Befriedigung ist auch der große Moment des Hungertiers. Hier ist es auf der Jagd, hat Witterung aufgenommen, alle Muskeln sind angespannt, es sieht die Beute und wartet auf den perfekten Augenblick, um zuzubeißen. Lass ihm diesen Jagdtrieb und wirf ihm das Essen nicht einfach hin, denn das macht gar keinen Spaß.

Genieße die komplette Zeit vor dem Essen: Zelebriere die Rezeptauswahl, nimm dir Zeit für den Einkauf, rieche an den Lebensmitteln, fühl die Textur, genieße die Zubereitung wie ein kostbares Ritual, wo jeder einzelne Schritt/Schnitt eine Bedeutung hat. Selbst wenn du allein isst, drapiere das Essen auf den Teller, decke den Tisch so, dass deine Sinne angesprochen werden, und schaffe dir eine schöne, wohlige Atmosphäre.

ÜBUNG 13: ACHTSAMKEIT

Iss achtsam ein Stück Schokolade (oder etwas anderes, von dem du sonst gerne mal zu viel isst) mit allen Sinnen. Nimm dir dazu fünf Minuten Zeit. Fass das Stück an, riech daran, schmeck es kurz, erinnere dich an Momente, die in dir hochkommen, gehe diesen Erinnerungen nach. Beiß nur ein kleines Stück ab und lass es auf der Zunge zergehen. Schmecke alle feinen Noten heraus.

Diese Übung kannst du bei jeder Mahlzeit einbauen. Sie funktioniert mit jedem Lebensmittel. Und vielleicht stellst du fest, dass du plötzlich langsamer, bewusster und weniger isst.

Mach dir schöne Gedanken

»Gedanken werden zu Worten, Worte werden zu Taten, Taten werden zu Gewohnheiten, Gewohnheiten werden zu deinem Charakter und dein Charakter wird zu deinem Schicksal.« (Quelle unbekannt)

Es gibt konstruktive, lösungsorientierte Gedanken und es gibt negative, beschwerende Gedanken. Es ist eine tolle Fähigkeit, in jeder beliebigen Situation die Gedanken nach vorn zu richten, sich zu motivieren und dranzubleiben. Es ist aber auch ein Verhalten, das du erlernen kannst. Momente zum Trainieren gibt es täglich zuhauf.

Es scheint leichter zu sein, das Negative zu sehen. Dann wird man sozusagen nicht enttäuscht. Jemand, der ständig nörgelt, sich beschwert etc., ist ständig im Stress, und was Stress alles anrichtet, weißt du ja inzwischen. Irgendwann sieht man die negativen Gedanken dann auch mal im Gesicht, den Gesten und der ganzen Körperhaltung des Betroffenen. Solche Menschen bezeichnen wir als hässlich, auch wenn sie nach außen hin anders wirken. Wenn man feinfühlig ist, merkt man rasch, ob ein Mensch positiv oder negativ eingestellt ist.

Die Hauptursache für negative Gedanken sind falsche Erwartungshaltungen. Wenn du gewisse Erwartungen an dich, dein Gegenüber oder an eine bestimmte Situation stellst, fängst du an zu bewerten und zu vergleichen. Zu große Erwartungshaltungen sind Gift für jede zwischenmenschliche Beziehung, aber auch für jeden Versuch, Gewicht zu verlieren.

Lass mich kurz den Unterschied zwischen Erwartung und einem Wunsch/Ziel erklären. Wenn du etwas erwartest, dann hast du die Einstellung, dass dir etwas zusteht. Zum Beispiel: »Eigentlich müsste ich schon längst fünf Kilo weniger wiegen.« Das ist eine Erwartungshaltung. – Ein Ziel ist etwas anderes. Bei einem Ziel begreifst du dich selbst als jemand, der etwas tun muss. Ein Ziel ist wie ein Wunsch: »Ich bin so, wie ich bin, aber ich möchte gern schlanker werden, und dafür möchte ich kämpfen!« Bei einem Wunsch kannst du dich so annehmen, wie du bist, denn du verstehst, dass du das Resultat all deiner vielen vergangenen – bewussten wie unbewussten – Entscheidungen bist.

Bei einer Erwartungshaltung kämpfst du permanent gegen dich und kannst den Status quo nicht akzeptieren. Und das, wogegen wir kämpfen, wird immer stärker. Wenn du gegen dich kämpfst, kämpfst du auch gegen dein Hungertier. Du versuchst es in einen Käfig zu sperren. Aber das wird nicht funktionieren, denn dein »Reptiliengehirn« (Stammhirn) und deine Amygdala, also die Hirnbereiche, wo dein Stresssystem sitzt, sind älter als dein Bewusstsein und werden somit immer stärker sein.

Wenn du aber nicht gegen, sondern für dich kämpfst, kämpfst du auf einer Seite mit deinem Hungertier. Dann findet ihr gemeinsam einen Weg und entwickelt positive Glaubenssätze, um zum Ziel zu kommen.

Wie genau wirken Glaubenssätze? Die amerikanische Ärztin Dr. Lissa Rankin schrieb ein Buch über Selbstheilungskräfte mit dem Titel »Mind over Medicine – Warum Gedanken oft stärker sind als Medizin«. Darin geht es auch um den Placeboeffekt, und sie belegt mit vielen Studien, dass es unsere Gedanken sind, die uns heilen – mehr als das Medikament selbst.[190] Scheinoperationen, bei denen nur die Haut aufgeschnitten wurde, erbrachten bessere Ergebnisse als eine komplette Operation.[191]

Der positive Effekt von Placebo-Medikamenten wird in der Medizin inzwischen so selbstverständlich angenommen, dass er kaum noch Aufsehen erregt. Der Placeboeffekt führt zu Verbesserungen sowohl bei körperlichen als auch psychischen Symptomen, nur weil die Patienten glauben, dass sie gerade ein wirksames Medikament erhalten haben.[192-194]

Die Bandbreite der positiven Wirkung von Placebos reicht von der Behandlung von Kopfschmerzen[195] über Colitis ulcerosa (entzündliche Darmerkrankung)[193] bis hin zu Unfruchtbarkeit[196], chronischen Schmerzen und Depressionen[197]. Und das ist nur die Spitze des Eisbergs.

Reicht es also, einfach nur zu glauben? Reicht es, überzeugt zu sein, und alles wird gut? Anscheinend! Es gibt massig Studien, die genau das belegen. Überzeugungen wirken so tief, dass sie sogar die Aktivität der Gene verändern können.[198]

Mit diesem Hintergrund bekommen Gedanken und Glaubenssätze noch mal eine ganz andere Bedeutung. Es kann nicht schaden, mal im Archiv der eigenen Glaubenssätze zu kramen und ein paar negative Glaubenssätze durch positive zu ersetzen. Ausmisten ist angesagt!

Typische negative Glaubenssätze sind beispielsweise: »Ich mache immer alles falsch«, »Ich habe ja keine andere Wahl«, »Immer bin ich an allem schuld«, »Ich schaffe das nie!«, »Ich bin ein Opfer«, »Ich bin nicht gut genug«, »Mit mir kann man es ja machen«, »Ich bin halt dick«, »Ich verdiene es nicht, glücklich und schlank zu sein«, »Ich bekomme nicht genug«, »Wenn ich Stress habe, dann brauche ich etwas zu essen«.

Dies sind nur einige von gängigen negativen Glaubenssätzen, die sich bei vielen Menschen im Lauf des Lebens fest verankert haben und regelrecht zum Credo geworden sind. Gemäß dem Effekt der »selbsterfüllenden Prophezeiung« sucht man dann immer nach Anzeichen, die den entsprechenden Glaubenssatz bestätigen. Denn unser Verstand möchte gern immer recht haben.

Wenn du fest daran glaubst, dass keiner dich mag, gehst du durch die Welt und suchst nach Bestätigungen für diesen Satz. Dein Gehirn funktioniert wie ein Wahrnehmungsfilter, der so konstruiert ist, dass möglichst nur jenen Informationen Beachtung geschenkt wird, die deinen Glaubenssatz untermauern.

Jede Information, die ihm widerspricht, wird ausgeblendet, verdrängt oder gar nicht erst wahrgenommen. Wenn du denkst, dass keiner dich mag, dann fallen dir viel eher Menschen auf, die dich böse anschauen. Wenn du hingegen positiv von dir denkst, dich zugehörig fühlst und das Gefühl hast, alles schon irgendwie zu schaffen, wenn du es nur probierst, dann sieht deine Wahrnehmungswelt plötzlich viel besser aus! Und du bist viel weniger gestresst.

Der Zellbiologe und Genforscher Bruce Lipton hat dies sogar gemessen: Erblicken wir einen lieben Menschen, dann werden positive Botenstoffe vom Gehirn ausgeschüttet (Oxytocin, Dopamin, Endorphine). Sehen wir jedoch einen unliebsamen Menschen, setzt das Gehirn Stresshormone und negative Botenstoffe frei.[198] Dementsprechend kannst du durch die (positive) Bewertung von Situationen deinen Stresshaushalt steuern.

Die Bestsellerautorin Louise Hay (sie starb 90-jährig im Sommer 2017) hat die Wirkung des positiven Denkens intensiv an sich selbst erprobt und viele Bücher dazu geschrieben.[199] Sie erlebte eine schwierige Kindheit, eine desaströse Scheidung und erkrankte an Gebärmutterhalskrebs. Eines Tages fing sie an, sich jeden Morgen im Spiegel zu sagen, dass sie ein wertvoller Mensch sei. Sie sagte: »Ich liebe dich! Ich liebe dich wirklich sehr!« Je mehr positive Gedanken sie hatte, desto mehr Positives widerfuhr ihr. Je positiver sie dachte, desto positiver wurden ihre Gefühle. – Gedanken können das Leben verändern, so oder so.

Was während dieser sogenannten »Spiegelübung« passiert, würde die deutsche Psychiaterin und Traumatherapeutin Luise Reddemann »Reparentisierung« nennen: Louise Hay hat sich selbst immer wieder das gesagt, was ein Kind in einer stressigen Situation als Ermutigung eigentlich von seinen Eltern hören sollte – um zu lernen, dass es die Situation etwas überbewertet und dass alles gut sei. In der Ego-State-Therapie geht man davon aus, dass man unter Stress unter anderem wieder in ein kindliches Verhalten verfällt und die erwachsene Instanz nicht mehr da ist. Reparentisierung ist eine Methode, dieses kindliche Verhalten, bestehend aus Rückzug, Trotz, Jammern oder Aggressivität, reifen zu lassen und zu lernen, mit dem Stress auf erwachsene Art und Weise umzugehen.

Jeder Mensch verdient Liebe und Aufmerksamkeit. Du zeigst, wie viel du davon zu verdienen glaubst, durch das Maß der Aufmerksamkeit, die du dir selbst zuteilwerden lässt. Ebenso durch deine Entscheidungen, die das zum Ausdruck bringen. Liebe dich selbst, denk positiv! Verdienst du den besseren Arbeitsplatz? Eine bessere Partnerschaft? Ein gesünderes Leben? Dann überleg dir, was du dafür zu tun bereit bist!

ÜBUNG 14: SPIEGELÜBUNG

Geh zum Spiegel, schaue dich an und sag mit Inbrunst zu deinem Spiegelbild: »Ich liebe dich!« Beobachte, was passiert, welche Gefühle hochkommen, was für innere Kämpfe du austrägst, und bleib dran. Ein paar Minuten pro Tag und jeden Tag aufs Neue. Wenn du Traurigkeit spürst, frage Dich: »Was kann ich tun, damit du glücklich wirst?«. Wenn du keine Antwort findest, dann frage: »Was kann ich tun, damit du heute, jetzt glücklich wirst?«. Und wenn du dich einfach nur selbst in den Arm nimmst und tröstest – kümmere dich um dich! Du wirst sehen: Selbstliebe, Selbstachtung und Selbstvertrauen werden mit jedem Tag größer.

⊙ Das Wichtigste nochmals in Kürze

Ein schlanker Körper ist das Resultat von gesunden Routinen, einer guten Selbstwahrnehmung, Achtsamkeit und Disziplin. Es braucht einen starken Willen, sich nicht vom Essen verführen zu lassen. Mit positiven Glaubenssätzen lassen sich neue, gesunde Routinen etablieren, ob es nun ums Trinken, Bewegung und Sport, das Atmen, den Schlaf, das Fasten oder Stress geht. Natürlich darf der Genuss nicht zu kurz kommen. Du brauchst aber nicht die ganze Tafel Schokolade. Versuche es mal mit einem kleinen Stück, zelebriere den Genuss. Genieße auch die Vorfreude, verzaubere alltägliche Momente, indem du ihnen eine neue Bedeutung und Atmosphäre gibst. Betreibe Gedankenhygiene, pflege das positive Denken. Dadurch weckst du deine Lebenskraft, wirst aktiver und lebst ein gesünderes, authentischeres Leben.

Schlussworte

Ich hoffe, ich konnte dir mit diesem Buch eine neue Perspektive auf dich, deinen Körper und das große Thema Essen geben. Aber Wissen ist wertlos, wenn es nicht angewandt wird. Ich hoffe, dass du viele Möglichkeiten wahrnimmst, alte Routinen zu unterbrechen und neue in deinem Leben zu etablieren. Ich wünsche dir auf jeden Fall alles Gute auf deinem Weg! Danke, dass ich dich ein wenig dabei begleiten und unterstützen durfte.

Herzlich,
Deine Dr. Caroline Böttiger

Endnoten/Literatur

1. Cohen, M., Paleopathology at the origins of Agriculture. University Press of Florida, 1984.

2. Yudkin J., Lustig R., Pur, weiß, tödlich. Systemed Verlag, 2012.

3. Kolk, v. d. B., Verkörperter Schrecken – Traumaspuren in Gehirn, Geist und Körper und wie man sie heilen kann. Probst, G. P. Verlag, 2017. 4.

4. Tomiyama, A. et al., Low calorie dieting increases cortisol. Psychosom Med, 2010. 72: p. 357–364.

5. McEwen, B. S., Protective and damaging effects of stress mediators. N Engl J Med, 1998. 338: p. 171–179.

6. Masugi F., O. K., High plasma levels of cortisol in patients with senile dementia of the Alzheimer's type. Exp Clin harmacol, 1989. 11(11): p. 707–710.

7. Leproult R., V. R. O., Sleepiness, performance and neuroendocrine function during sleep depriviation: effects of exposure to bright light or exercise. J Biol Rhythms, 1997. 3: p. 245–258.

8. Opstad, P. K., Circadian rhythm of hormones is extinguished during prolonged physical stress, sleep and energy deficiency in young men. Eur J Endocrinol, 1994. 131(1): p. 56–66.

9. Reinmuth, O. M., Scheinberg, P., Bourne, B., Total Cerebral Blood Flow and Metabolism. Arch Neurol, 1965. 12: p. 49–66.

10. Peters, A. et al., The Selfish Brain: Competition for Energy Resources. Neurosci Biobehav, 2004. 28: p. 143–180.

11. Peters, A., The Selfish Brain and Eating Behaviour. Front Neurosci, 2011.

12. Rutters, F. et al., Acute stress-related changes in eating and the absence of hunger. Obesity, 2009. 17: p. 72–77.

13. Magistretti, P. J., Pellerin, L., et al., Energy on demand. Science, 1999. 22(283): p. 496–497.

14. Pellerin, L., Magistretti, P. J., Glutamate uptake into astrocytes stimulates aerobic glycolysis: a mechanism coupling neuronal activity to glucose utilization. PNAS, 1994: p. 10625–10629.

15. Peters, A., Mythos Übergewicht – Warum dicke Menschen länger leben. btb-Verlag, 2014.

16. Block, J. P. et al., Psychosocialstress and change in weight among US adults. AM J Epidemiol, 2009. 170: p. 181–192.

17. Kogler, L., et al., Sex differences in the functional connectivity of the amygdalae in association with cortisol. Neurimage, 2016. 134.

18. Wisner, A., Human Opiophin, a natural antinociceptive modulator of opioid-dependent pathways. PNAS, 2006 Nov 21, 103(47): p. 17979–17984.

19. Javelot, H., et al., Human opiorphin is a naturally occurring antidepressant acting selectively on enkephalin-dependent delta-opioid pathways. J Physiol Pharmacol, 2010 Jun, 61(3): p. 355–362.

20. Enders, G., Darm mit Charme. Ullstein Verlag, Berlin, 2014. 12. Auflage.

21. de Wit, N. et al., Extrinsic wheat fibre consumption enhances faecal bulk and stool frequency; a randomized controlled trial. Food Funct, 2019.

22. Lewis, S. et al., Stool form scale as a useful guide to intestinal transit time. Scand J Gastroenterol, 1997. 32(9): p. 920–924.

23. Hanschen, F. et al., Brassica vegetables as sources of epithionitriles: Novel secondary products formed during cooking. Food chemis-try, 2018. 245: p. 564–569.

24. Augustin, J. et al., Changes in the nutrient composition of potatoes during home preparation: II Vitamins. American potato journal, 1978. 55(12): p. 653–662.

25. Bosinski, G., Die ersten Menschen in Eurasien. 1995: p. 131 f.

26. Müller-Karpe, H., Grundzüge früher Menschheitsgeschichte. 1998: p. 15 ff., 56 ff.

27. Hirschfelder, G., Europäische Esskultur – Eine Geschichte der Ernährung von der Steinzeit bis heute. Campus Verlag, Frankfurt/New York, 2001.

28. Ramachandrappa, S. et al., Genetic approaches to understanding human obesity. J Clin Invest, 2011. 121: p. 2080–2086.

29. Cote I., et al., Differential physiological responses to central leptin overexpression in male and female rats. J Neuroendocrinol, 2017.

30. Schwartz, P. J., Zinc elevates neuropeptide Y levels in rat pheochromocytoma cells by a mechanism independent of L-channel mediated inhibition of release. Brain Res, 2000. 877(1): p. 12–22.

31. Klockars, O. A., Neural Basis of ventromedial hypothalamic oxytocin-driven decrease in appetite. Neurosci 2017. 16(366): p. 54–61.

32. Jenkins, B. J., Odd chain fatty acids; new insights of the relationship between the gut microbiota, dietary intake, biosynthesis and glucose intolerance. Nature, 2017.

33. Sun, J., Antidepressent-like effects of sodium butyrate and its possible mechanisms of action in mice exposed to chronic unpredictable mild stress. Neurosci. Lett., 2016. 618: p. 159–166.

34. Perry, R. J., Acetate mediates a microbiom-brain-beta-cell axis to promote metabolic syndrome. Nature, 2016. 534: p. 213–217.

35. Overduin, J. et al., Dietary galacto-oligosaccharides and calcium: effects on energy intake, fat-pad weight and satiety related, gastrointestinal hormones in rats. Br. J. Nutr., 2013. 109: p. 1338–1348.

36. Baimel, C. et al., Orexin/hypocretin role in reward: implications for opioid and other addictions. Br J Pharmacol., 2015. 172(2): p. 334–348.

37. Coccurello, R., et al., Hedonic Eating and the »Delicious Circle«: From Lipid-Derived Mediators to Brain Dopamine and Back. Front Neurosci, 2018. 24(12): p. 271.

38. Ledochowski, M., Wegweiser Nahrungsmittel-Intoleranzen. Trias, 2009.

39. Backhed, F., Programming of host metabolism by the gut microbiota. Ann Nutr Metab, 2011. 58(2): p. 44–52.

40. Backhed, F. et al., Hostbacterial mutualism in the human intestine. Science, 2005. 307(1915–1920).

41. Singh, R. K. et al., Influence of diet on the gut microbiome and implications for human health. J Transl Med, 2017.

42. Ley, R. E., Obesity and the human microbiome. Curr Opin Gastroenterol, 2010. 26: p. 5–11.

43. Million, M. et al., Obesity-associated gut microbiota is enriched in Lactobacillus reuteri and depleted in Bifidobacterium animalis and Methanobrevibacter smithii. Int J Obes Lond, 2011. 36(817–825).

44. Tilg, H. et al., Obesity and the microbiota. Gastroenterology, 2009. 136: p. 1476–1483.

45. Thaiss, C. et al., Transkingdom Control of microbiota diurnal oscillations promotes metabolic homeostasis. Cell 2014. 159(3): p. 514–529.

46. Cotillard, A., et al., Dietary intervention impact on gut microbial gene richness. Nature, 2013. 500: p. 585–588.

47. Kim, C. H. et al., Gut microbiota-derived short-chain fatty acids, T cells and inflammation. Immune Netw, 2014. 14: p. 277.

48. Jantchou, P. et al., Animal protein intake and risk of inflammatory bowel disease: The E3N prospective study. Am J Gastroenterol, 2010. 105: p. 2195–2201.

49. Fava, F. et al., The type and quantity of dietary fat and carbohydrate alter faecal microbiome and short-chain fatty acid excretion in a metabolic syndrome »at-risk« population. In J Obes, 2013. 37: p. 216–223.

50. Lecomte V. et al., Changes in gut microbiota in rats fed a high fat diet correlate with obesity-associated metabolic parameters. PLoS ONE, 2015.

51. Halmos, E. P. et al., Diets that differ in their FODMAP content alter the colonic luminal microenvironment. Gut, 2015. 64: p. 93–100.

52. Lopez-Legarrea, P. et al., The influence of Mediterranean, carbohydrate and high protein diets on gut microbiota composition in the treatment of obesity and associated inflammatory state. Asia Pac J Clin Nutr, 2014. 23: p. 360–368.

53. Clark, S. F. et al., Exercise and associated dietary extremes impact on gut microbial diversity. Gut, 2014. 63: p. 1913–1920.

54. Norris, V. et al., Bacteria Control Host Appetites. J Bacteriol, 2013. 195(3): p. 411–416.

55. Cryan, J. F., Dinan, T. G., Mind-altering microorganisms: the impact of the gut microbiota on brain and behaviour. Nature Rev Neurosci, 2012. 13: p. 701–712.

56. Flourie, B. et al., Effect of pectin on jejunal glucose absorption and unstirred layer thickness in normal man. Gut, 1984. 25(9): p. 936.

57. Isaksson, G. et al., Effects of pectin and wheat bran on intraluminal pancreatic enzyme activities and on fat absorption as examined with the triolein breath test in patients with pancreatic insufficiency. J Gastroenterol, 1982. 19(4): p. 467–472.

58. Rajilic-Stojanovic, M., Diversity of human gastrointestinal tract microbiota revisited. Environ Microbiol, 2007. 9: p. 2125–2136.

59. Hof, H., Fungi in the gut – the gut mycobiome. Z Gastroenterol, 2017. 55(8): p. 772–778.

60. Scanlan, P. et al., Micro-eukaryotic diversity of the human distal gut microbiota: qualitative assessment using culture-dependent and -independent analysis of faeces. ISME J, 2008. 2: p. 1183–1193.

61. Nam, Y. et al., Bacterial, archaeal and eukaryal diversity in the in-testines of Korean people. J Microbiol, 2008. 46: p. 491–501.

62. Huseyin, C. E., Forgotten fungi – the gut mycobiome in human health and disease. FEMS Microbiol Rev, 2017. 41(4): p. 479–511.

63. Mar Rodriguez, M. et al., Obesity changes the human gut mycobiome. Sci Rep, 2015.

64. Gosiewski, T. et al., Quantitative evaluation of fungi of the genus Candida in the feces of adult patients with type 1 and 2 diabetes – a pilot study. Gut Pathog, 2014. 6: p. 43.

65. Cui, L. et al., The human mycobiome in health and disease. Genome Med, 2013. 5: p. 63.

66. Noverr, M. C. et al., Role of antibiotics and fungal microbiota in driving pulmonary allergic responses. Infect Immun, 2004. 72: p. 4996–5003.

67. Yamaguchi, N. et al., Gastrointestinal Candida colonisation promotes sensitisation against food antigens by affecting the mucosal barrier in mice. Gut, 2006. 55: p. 954–960.

68. Jobst, D., Kraft, K., Candida species in stool, symptoms and complaints in general practice – a cross-sectional study of 308 outpatients. Mycoses, 2006. 49: p. 415–420.

69. Gonzalez, G. M. et al., In vitro activities of approved and investigational antifungal agents against 44 clinical isolates of Basidiomycetous fungi. Antimicrob Agents Ch, 2001. 45: p. 633–635.

70. Gunsalus, K. T. W., Manipulation of Host Diet to Reduce Gastrointestinal Colonization by the Opportunistic Pathogen Candida albicans. Am Soc Microbiology, 2015.

71. Groer, M. W. et al., Prenatal depression and anxiety in Toxoplasma gondii-positive women. American journal of obstetrics and gynecology, 2011. 204(5): p. 433.

72. Lin, V. J., Toxoplasma gondii seropositivity and suicide rates in women. The Journal of nervous and mental disease, 2011. 199(7): p. 440.

73. Liesenfeld, O., Importance of gender and sex hormones in regulation of susceptivility of the small intestine to peroral infection with Toxoplasma gondii tissue cysts. Journal of Parasitology, 2001. 87(6): p. 1491–1493.

74. Hinze-Selch, D., A controlled prospective study of toxoplasma gondii infection in individuals with schizophrenia: Beyond seroprevalence. Schizophrenia bulletin, 2007. 33(3): p. 782–788.

75. Oswiecimska, J., New insights into the pathogenesis and treatment of irritable bowel syndrome. Adv. Med. Sci., 2017. 62: p. 17–30.

76. Zagon, A., Does the vagus nerve mediate the sixth sense? Trends Neurosci, 2001. 24: p. 671–673.

77. Gunawardene, A. R. et al., Classification and functions of enteroendocrine cells of the lower gastrointestinal tract. Int. J. Exp. Pathol., 2011. 92: p. 219–231.

78. Eisenstein, M., Microbiome: bacterial broadband. Nature, 2016. 533: p. 104–106.

79. Tse, J. K. Y., Gut microbiota, nitric oxide and microglia as prerequisites for neurodegenerative disorders. ACS Chem. Neurosci, 2017. 8: p. 1438–1447.

80. Strader, A. D., Woods, S. C., Gastrointestinal hormones and food intake. Gastroenterology, 2005. 128: p. 175–191.

81. Tellez, L. A. et al., A gut lipid messenger links excess dietary fat to dopamine deficiency. Science, 2013. 341: p. 800–802.

82. Lyte, M., Probiotics function mechanistically as delivery vehicles for neuroactive compunds: microbial endocrinology in the design and use of probiotics. Bioessays, 2011. 33(574–581).

83. Sarkar, A. et al., Psychobiotics and the manipulation of bacteria-gut-brain signals. Trends Neurosci, 2016. 39: p. 763–781.

84. Bravo, J. A. et al, Ingestion of Lactobacillus strain regulates emotional behavior and central GABA receptor expression in a mouse via the vagus nerve. Proc Natl Acad Sci USA, 2011. 108: p. 16050–16055.

85. Sahar, T. et al., Vagal modulation of responses to mental challenge in posttraumatic stress disorder. Biol. Psychiatry, 2001. 49: p. 637–643.

86. Söderholm, J. D. et al., Stress and intestinal barrier function. Am J Physiol Gastrointest Liver Physiology, 2001. 280: p. G7–G13.

87. Tache, Y. et al., Brain and gut CRF signaling: biological actions and role in the gastrointestinal tract. Curr Mol Pharmacol, 2018. 11: p. 51–71.

88. Ducarouge, B. et al., Involvement of CRF2 signaling in enterocyte differentiation. World J Gastroenterol, 2017. 23: p. 5127–5145.

89. Zareie, M., Probiotics prevent bacterial translocation and improve intestinal barrier function in rats following chronic psychological stress. Gut, 2006. 55: p. 1553–1560.

90. Neufeld, K. M. et al., Reduced anxiety-like behavior and central neurochemical change in germ-free mice. Neurogastroenterol Motil, 2010. 23: p. 255–264.

91. Heijtz, R. D. et al., Normal gut microbiota modulates brain development and behavior. PNAS, 2011. 108: p. 3047–3052.

92. Bercik, P. et al., The anxiolytic effect of Bifidobacterium longum NCC3001 involves vagal pathways for gut-brain communication. Nerugastroenterol Motil, 2011. 23: p. 1132–1139.

93. van der Kleij, H. et al., Protective effects of Lactobacillus rhamnosus and Bifidobacterium infantis in murine models for colitis do not involve the vagus nerve. Am J Physiol Rgul Integr Comp Physiol, 2008. 295: p. 1131–1137.

94. Amireault, P. et al., Life without peripheral serotonin: Insights from tryptophan hdydroxylase 1 knockout mice reveal the existence of paracrine/autocrine serotonergic networks. ACS Chem Neurosci, 2013. 4: p. 64–71.

95. Lieben, C. K. et al., Acute tryptophan and serotonin depletion using an optimized tryptophan-free protein-carbohydrate mixture in the adult rat. Neurochem Int, 2004. 44: p. 9–16.

96. Uchida, S., Chronic reduction in dietary tryptophan leads to changes in the emotional response to stress in mice. J Nutr Sci Vitaminol, 2005. 51: p. 175–181.

97. Feder, A., Tryptophan depletion and emotional processing in healthy volunteers at high ristk for depression. Biol Psychiatry, 2011. 69: p. 804–807.

98. Beacher, F. D. C. C. et al., Acute tryptophan depletion attenuates conscious appraisal of social emotional signals in healthy female volunteers. Psychoparmacology, 2011. 213: p. 603–613.

99. Murphy, E. E. et al., Tryptophan supplementation induces a positive bias in the processing of emotional material in healthy female volunteers. Psychopaharmacology, 2006. 187: p. 121–130.

100. Ben-Menachem, E., Vagus nerve stimulation, side effects and long-term safety. J Clin Neurophysiol, 2001. 18: p. 415–418.

101. Bonaz, B., Inflammatory bowel diseases: a dysfunction of brain-gut-interactions? Minerva Gastroenterol Dietol, 2013. 59: p. 241–259.

102. Kharrazian, D., Was ist bloß mit meinem Gehirn los?: Wie Funktionsstörungen entstehen und was wir effektiv dagegen tun können. VAK Verlags GmbH, 2018.

103. Hedebrand, J. et al., Eating addiction, rather than food addiction, better captures addictive-like eating behaviour. Neurosci Biobehav Rev, 2014. 47: p. 295–306.

104. Gearhardt, A. N. et al., Neural correlates of food addiction. Archives of general psychiatry, 2011. 68: p. 808–816.

105. Schulte, E. M. et al., Neural systems implicated in obesity as an addictive disorder: from biological to behavioral mechanisms. Prog Brain Res, 2016. 223: p. 329–46.

106. Schulte, E. M. et al., A commentary on the »eating addiction« versus »food addiction« perspectives on addictive-like food consumption. Appetite, 2017. 115: p. 9–15.

107. Gearhardt, A. N. et al., Preliminary validation of the Yale Food Addiction Scale. Appetite, 2009. 52: p. 430–436.

108. Schulte, E. M. et al., Which foods may be addictive? The roles of processing, fat content and glycemic load. PloS ONE, 2015. 10(2).

109. Nikolova, Y. S. et al., Multilocus genetic profile for dopamine signaling predicts ventral striatum reactivity. Neuropsychopharmacology, 2011. 36: p. 1940–1947.

110. Stice, E. et al., Multilocus genetic composite reflecting dopamine signaling capacity predicts reward circuitry responsivity. J Neurosci, 2012. 32: p. 10093–10100.

111. Bierut, L. J., Genetic vulnerability and susceptivility to substance dependence. Neuron, 2011. 69: p. 618–627.

112. Verebey, K., Gold, M. S., From coca leaves to crack: The effects of dose and routes of administration in abuse liability. Psychiatric Annals, 1988. 18: p. 513–520.

113. Monteiro, C. A. et al., A new classification of foods based on the extent and purpose of their processing. Cad Saude Publica, 2010. 26: p. 2039–2049.

114. Klump, K. L. et al., Sex differences in binge eating patterns in male and female adult rats. Int J Eat Disord, 2013. 46: p. 729–736.

115. Boggiano, M. M. et al., High intake of palatable food predicts binge-eating independent of susceptibility to obesity: an animal model of lean vs obese binge-eating and obesity with and without binge-eating. Int J Obes Lond, 2007. 31: p. 1357–1367.

116. Johnson, P. M., Kenny, P. J., Dopamine D2 receptors in addiction-like reward dysfunction and compulsive eating in obese rats. Nature Neurosci, 2010. 13: p. 635–641.

117. Bailey, A. et al., Persistent upregulation of μ-opioid, but not adenosine receptors in brains of long-term withdrawn escalating dose »bing« cocaine treated rats. Synapse, 2005. 57: p. 160–166.

118. Avena, N. M. et al., The study of food addiction using animal models of binge eating. Appetite, 2010. 55: p. 734–737.

119. Hoban, A. et al., Regulation of prefrontal cortex myelination by the microbiota. Transl Psychiatry, 2016(6:e774).

120. Clarke G. et al., The microbiome-gut-brain axis during early life regulates the hippocampal serotonergic system in a sex dependent manner. Mol Psychiatry, 2013. 18: p. 666–673.

121. Stilling, R. M. et al, Microbes & neurodevelopment-absence of microbiota during early life increases activity-related transcriptional pathways in the amygdala. Brain Behav Immun, 2015. 50: p. 209–220.

122. Luczynski, P. et al., Adult microbiota deficient mice have distinct dendritic morphological changes: Differential effects in the amygdala and hippocampus. Eur J Neurosci, 2016b. 44: p. 2654–2666.

123. Luczynski, P. et al., Growing up in a bubble: Using germ-free animals to assess the influence of the gut microbiota on brain and behavior. Int J Neuropsychopharmacol, 2016a.

124. Alcock, J. et al., Is eating behavior manipulated by the gastrointestinal microbiota? Evolutionary pressures and potential mechanisms. Bioessays, 2014. 36: p. 940–949.

125. Duca, F. A. et al., Increased oral detection, but decreased intestinal signaling for fats in mice lacking gut microbiota. PloS ONE, 2012.

126. Fetissov, S. O. et al., Emerging role of autoantibodies against appetite-regulating neuropeptides in eating disorders. Nutrition, 2008 Sep, 24: p. 854–859.

127. Million, M. et al., Correlation between body mass index and gut concentrations of Lactobacillus reuteri, Bifidobacterium animalis, Methanobrevibacter smithii and Escherichia coli. Int J Obes (Lond), 2013. 37: p. 1460–1466.

128. Raevuori, A. et al., Increased use of antimicrobial medication in bulimia nervosa and binge eating disorder prior to the eating disorder treatment. Int J eEat Disord, 2016. 49: p. 542–552.

129. Kenny, P. J., Common cellular and molecular mechanisms in obesity and drug addiction. Nat Rev Neurosci, 2011. 12: p. 638–651.

130. Lin, S., Development of high fat diet-induced obesity and leptin resistance in C57B1/6J mice. Int J Obes, 2000. 24: p. 639–646.

131. Grimm, H.-U., Garantiert gesundheitsgefährdend. Wie uns die Zucker-Mafia krank macht. Droemer, 2013.

132. In Kenia essen immer mehr Frauen Steine. Die Welt, 2008.

133. Botica, M., Warum eine Vierjährige nur Schaumstoff und Sand essen will. Focus, 2015.

134. Noel, I. et al., Pica in the Geriatric Mentally III: Unrelenting and Potentially Fatal. Journal of Geriatric Psychiatry and Neurology, 2016. 16(3): p. 189–191.

135. Sunit, S. et al., Role of Psychosocial Stress in the Caus of Pica. Clinical Pediatrics, 2016. 20(12): p. 783–785.

136. Heger, S. et al., Pica – Ursachen und Komplikationen einer wenig bekannten Essstörung. Deutsche Medizinische Wochenschrift, 2001. 126(50): p. 1435–1439.

137. Robinson, T. E., The incentive sensitization theory of addiction: some current issues. Philos Trans R Soc Lond B Biol Sci, 2008. 363: p. 3137–3146.

138. Lennerz, B., Food addiction, high-glycemic-index carbohydrates and obesity. Clin Chem, 2017.

139. Nesterenko, S., Leaky Gut – der durchlässige Darm: Allergien, Nahrungsmittelintoleranzen und vieles mehr endlich erfolgreich behandeln. Rainer Bloch Verlag, 2016.

140. Remer, T. et al., Potential renal acid load of foods and its influence on urine pH. J Am Diet Assoc, 1995. 95: p. 791–797.

141. Alexey, U. et al., Longterm protein intake and dietary potential renal acid load are associated with bone modeling and remodeling at the proximal radius in healthy children. Am J Clin Nutr, 2005. 82(5): p. 1107–1114.

142. Weiss, T., Lipödem & Cellulite. Südwest Verlag, 2007.

143. Taschenatlas, Naturheilkundliche Untersuchungsmechanismen. Thieme Verlag.

144. Catassi, C. et al., Non-celiac gluten sensitivity: the new frontier of gluten related disorders. Nutrients, 2013. 5(10): p. 3839–3853.

145. Lammers, K. M. et al., Gliadin induces an increase in intestinal permeability and zonulin release by binding to the chemokine receptor CXCR3. Gastroenterology, 2008. 135(1): p. 194–204.

146. Zioudrou C. et al., Opioid peptides derived from food proteins. The exporphins. J Biol Chem, 1979 Apr 10. 254(7): p. 2446–2449.

147. Ornish, D., Toward a joyful life. Interview by Sheldon Lewis. Adv Mind Body Med, 2003. 19(1): p. 23–25.

148. Ornish, D., Intensive lifestyle changes and health reform. Lancet Oncol, 2009. 10(7): p. 638–639.

149. Ornish, D., It's time to embrace lifetime medicine. Time, 2015. 185(6–7): p. 97.

150. Wolcott, W. L., Metabolic Typing. VAK Verlags GmbH, 2002.

151. D'Adamo, P., aus dem Englischen »Live Right for Your Type – The Individualized Prescription for Maximizing Health, Metabolism and Vitality in Every Stage of Life«. G. P. Putnam's Sons, New York; Piper Verlag GmbH München, 2001.

152. O'Keefe, J. H. et al., Organic fitness: physical activity consistent with our hunter-gatherer heritage. Phys Sportsmed, 2010. 38(4): p. 11–18.

153. Guerre-Milo, M., Adiponectin: an update. Diabetes Metab Res Rev, 2008. 34(1): p. 12–18.

154. Wensveen, F. M. et al., Interactions between adipose tissue and the immune system in health and malnutrition. Semin Immunol, 2015. 27(5): p. 322–333.

155. Hauner, H. et al., Overweight, obesity and high waist circumference: regional differences in prevalence in primary medical care. Dtsch Ärztebl, 2008. 105(48): p. 827–833.

156. Straub, R. H., Insulin resistance, selfish brain and selfish immune system: an evolutionarily positively selected program used in chronic inflammatory diseases. Arthritis Res Ther, 2014. 16: p. S4.

157. Straub, R. H., Energy regulation and neuroendocrine-immune control in chronic inflammatory diseases. J Intern Med., 2010. 267(6): p. 543–560.

158. Saltiel, A. R., Insulin signaling in the control of glucose and lipid homeostasis. Handb exp Pharmacol, 2016. 233: p. 51–71.

159. Pedersen, B. K., The diseasome of physical inactivity – and the role of myokines in muscle-fat cross talk. J Physiol, 2009. 587: p. 5559–5568.

160. Dwyer, T. et al., Association of change in daily step count over five years with insulin sensitivity and adiposity: population based cohort study. MBMJ, 2011. 342: p. c7249.

161. Mann, S. et al., Changes in insulin sensitivity in response to different modalities of exercise: a review of the evidence. Diabetes Metab Res Rev, 2014. 30(4): p. 257–268.

162. Hürter, P., Diabetes bei Kindern und Jugendlichen: Grundlagen – Klinik – Therapie. Springer Verlag, 2005. 6.

163. Rüegg, J. C., Gehirn, Psyche und Körper. Neurobiologie von Psychosomatik und Psychotherapie. Schattauer Verlag, 2011. 5.

164. Cornier, M. A. et al., Effects of overfeeding on the neuronal response to visual food cues. Am J Clin Nutr, 2007. 86(4): p. 965–971.

165. Rudman, S. M. et al., The role of IGF-1 in human skin and its appendages: morphogen as well as mitogen? J Invest Dermatol, 1997. 109(6): p. 770–777.

166. Smith, R. N. et al., A low-glycemic-load diet improves symptoms in acne vulgaris patients: a randomized controlled trial. Am J Clin Nutr, 2007. 86(1): p. 107–115.

167. Kremer, H., Die stille Revolution der Krebs- und Aids-Medizin. Ehlers, 2005. 4.

168. Möller, D. H., Coy, J. F., Wenn Krebszellen gären, wird's gefährlich! Erfahrungsheilkunde, 2009. 58: p. 61–69.

169. Coy, J. F., Franz, M., Die neue Anti-Krebs-Ernährung. Wie Sie das Krebs-Gen stoppen. Gräfe und Unzer, 2009.

170. Lappe, J. M. et al., Vitamin D and calcium supplementation reduces cancer risk: results of a randomized trial. The American journal of clinical nutrition, 2007. 85: p. 1586–1591.

171. Gangloff, A. et al., Changes in circulating vitamin D levels with loss of adipose tissue. Curr Opin Clin Nutr Metab Care, 2016. 19(6): p. 464–470.

172. Viering, K., Mit den Stoßzähnen – Elefanten in Kenia bauen unter Tage Salz ab. Berliner Zeitung, 2017.

173. Winkler, W., Heißhunger ist gesund. So signalisiert Ihr Körper seinen Minerarstoff- und Vitaminbedarf. Hugendubel, 2003.

174. Scheuernstuhl, A., Hild, A., Natürliche Hormontherapie. Alles Wissenswerte über Hormone, die Ihre Gesundheit ins Gleichgewicht bringen. Aurum, 2014.

175. Lee, J. R., What your doctor may not tell you about premenopause. Balance your hormones and your life from thirty to fifty. Warner Books, New York, 1999.

176. Lee, J. R., Hormone balance made simple. Warner Books, New York, 2006.

177. Kakiashvili, T. et al., The medical perspective on burnout. Int J Occup Med Environ Health, 2013. 26(3): p. 401–412.

178. Maggio, M. et al., Stress hormones, sleep depriviation and cognition in older adults. Maturitas, 2013. 76(1): p. 22–44.

179. Hild, A., Natürliches Anti-Aging. Aurum Verlag, Bielefeld, 2013.

180. Kim, C., Halter, J. B., Endogenous Sex Hormones, Metabolic Syndrome and Diabetes in Men and Women. Curr Cardio Rep, 2014. 16(4): p. 467.

181. Christoph, A. et al., Transkingdom control of microbiota diurnal oscillations promotes metabolic homeostasis. Cell Signal, 2014. 159(3): p. 514–529.

182. Mendoza, J., Food intake and addictive-like eating behaviors: time to think about the circadian clock(s). Neurosci Biobehav Rev, 2018.

183. Robbins, M., The 5 Second Rule: Transform Your Life, Work, and Confidence with Everyday Courage. Savio Republic, 2017. 1.

184. Wikipedia. 2011; Available from: http://de.wikipedia.org/wiki/Trinkwasserverordnung#Anlage_3_.28zu_.C2.A7.C2.A07_TrinkwV_.2B_Novellierung_Nov._2011.29.

185. Trinkwasser in Dienststellen der Berliner Polizei belastet. Berliner Morgenpost, 9.11.2017.

186. Arida, R. M. et al., Differential effects of exercise on brain opioid receptor binding and activation in rats. J Neurochem, 2015. 132(2): p. 206–217.

187. Lowen, A., Bioenergetik: Therapie der Seele durch Arbeit mit dem Körper. Rowohlt Taschenbuch Verlag, 2008: p. 45.

188. Michalsen, A., Heilen mit der Kraft der Natur: Meine Erfahrung aus Praxis und Forschung. Was wirklich hilft. Insel Verlag, 2017.

189. http://www.spiegel.de/gesundheit/ernaehrung/heilfasten-die-wichtigsten-fakten-ueber-den-effekt-von-fastenkuren-a-956624.html.

190. Rankin, L., Mind over Medicine. Hay House Inc. USA, 2013.

191. Moseley, J. et al., A Controlled Trial of Arthroscopic Surgery for Osteoarthritis of the Knee. New England Journal of Medicine, 2002. 347: p. 81–88.

192. Beecher, H., The Powerful Placebo. Journal of the American Medical Association, 1955. 159(17): p. 1602–1606.

193. Talbot, M., The Placebo Prescription. The New York Time Magazine, 2000.

194. Evans, F., Expectancy, Therapeutic Instructions and the Placebo Response in Placebo: Therory, Research and Mechanism. Guilford Press, 1985.

195. de Groot, F. et al., Headache: The Placebo Effects in the Controll Groups in Randomized Clinical Trials; An Analysis of Systematic Reviews. Journal of Manipulative and Physiological Therapeutics, 2011. 34(5): p. 297–305.

196. Wang, S., Why Placebos Work Wonders. Wall Street Journal, 2012.

197. Kirsch, I., Sapirstein, G., Listening to Prozac but Hearing Placebo: A Meta-Analysis of Antidepressant Medication. Precention and Treatment, 1998. 1(2).

198. Lipton, B., The Biology of Belief: Unleashing the Power of Consciousness, Matter and Miracles. Carlsbad, Hay House, 2008.

199. Hay, L., Gesundheit für Körper und Seele. Allegria Taschenbuch Verlag, 2013.

200. Vincent, L.-C., Morell, F., Picard, J., Roujon, L., Kongreßbericht Konigstein, Socieze. Internationale Bioelectronique Vincent, 1978.

201. Elmau, H., Bioelektronik nach Vincent und Säuren-Basen-Haushalt in Theorie und Praxis. Karl F. Haug Verlag, 1985.

Über die Autorin

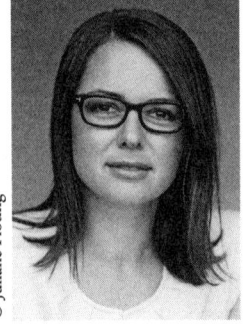

Dr. Caroline Böttiger
Jahrgang 1982, Studium der Biotechnik und experimentellen Neurologie; Heilpraktikerin für Psychotherapie, Hypnotherapeutin und Ernährungsberaterin; ausgebildet in verschiedenen Therapie- und Coachingverfahren. Als Therapeutin arbeitet sie in Berlin in eigener Praxis, um Menschen auf dem Weg zur emotionalen, mentalen und körperlichen Gesundheit zu begleiten. Als Leiterin des Bildungsinstituts »Das Mitte Institut« hält sie Seminare, Kurse und Vorträge zu den Themen Gewichtsreduktion, Stressmanagement, Burn-out, Emotionstraining, Leadership, Kommunikationstraining und Zeitmanagement. Unter *www.emotional-mind.com* hat sie ein Online-Kurssystem für die emotionale und mentale Weiterbildung geschaffen.

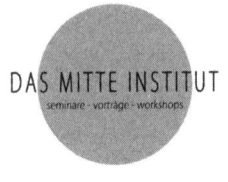

Das Mitte Institut
Linienstraße 130 (2. HH.)
10115 Berlin-Mitte, Tel: +49 30 27583216
E-Mail: info@mitte-institut.de
www.mitte-institut.de
www.emotional-mind.com
www.boettiger-psychotherapie.de